# 擁抱不眠夜

## SLEEPLESS

### 反轉失眠焦慮！
### 釋放「夜間自我」的顛覆性力量

Annabel Streets
安娜貝爾・斯特里茲——著
李佳純 ——譯

獻給所有的夜間旅人

# 目錄

# 前言
# 為什麼人在夜裡的感覺如此不同？

——凱瑟琳・曼斯菲爾（Katherine Mansfield），《在海灣》（*At the Bay*）

這本書來自於一趟我不曾計畫、也毫無準備的旅程，一段我從未預料的旅程，這段旅程原本令我感到恐懼。這是一本探索黑暗與失眠之書，而即便「黑暗」和「失眠」這兩個簡單詞語，也承載著我們所恐懼和厭惡的意義。無可避免地，我是被迫展開旅程，而非出於自願。

儘管恐懼常存，我卻發現了另一個全新的世界，它既能安撫你，又令你能夠轉移注意力，迷人而充滿了誘惑，同時令人振奮。我沒想到處於這陌生的奇特之地，所在居民都成了我的夥伴，從最微小的夜行性昆蟲，到天上繁星，到歷史上擁抱深沉黑夜的堅強女性。但在所有夥伴中，最讓我驚異的，卻是我的「夜間自我」。

本書是關於我們**在夜裡發現的自我**。

近年來，許多證據顯示，人類會受到多種生理時鐘的影響。生物學家發現，身體和大腦在一天當中的不同時段，會有不同的表現，我們都遵循著一套生物規律運作，稱為「晝夜節律」，或簡稱「人體生物鐘」。這個二十四小時的時鐘跟明暗、晝夜緊密相關，深深烙印在人體的生物機制裡，每個人都無從擺脫。

在夜晚的黑暗中，我們的血液、呼吸、骨骼、唾液和骨骼肌的成分會發生變化。我們會分泌各種荷爾蒙，濃度隨著時間而波動。乳癌細胞在夜裡分裂得較快，肌肉變得無力，代謝酒精的速度也慢了下來。骨骼會重建，而脂肪細胞、腎臟和腸道的運作則開始減緩。死皮細胞脫落，體溫下降。食慾消退，血壓下降。由於新陳代謝、心血管和內分泌的一系列變化，使得我們在夜間的生理狀態與白天截然不同。

大腦也會發生變化，特別是經歷過睡眠階段的循環。早期研究認為，夜裡仍然保持清醒的大腦，是在一個不同的生化環境中運作，所以會讓我們**感覺不同**，使我們（如吳爾芙所言）**變得不再是自己**。[1]

對女性而言（女性的失眠風險是男性的兩倍），這些無窮無盡的轉換，會因為晝夜節律和荷爾蒙變化而加劇，導致女性的夜晚更加地複雜。當我們在柔和帶點憂鬱的黑暗中醒來，我們不再是白天的自己，我們被隱微地改變了，大腦以夜間模式開始運作。[2]

黑暗對女性也有不成比例的強烈影響。[3]微弱的光線滲入大腦，鼓勵它進入一種高度亢奮的狀態，放大內心的聲音，加劇了身心的變化。這一切都指出，我們變得不一樣了，我們成了「夜間自我」。當時的我還渾然未覺，但**「夜間自我」將成為一個強大的慰藉和想像工具，為我帶來療癒和希望。**

本書並非在讚美失眠，相反地，本書試圖**減少一些因無法成眠而帶來的焦慮**，了解為什麼人們不一定總是能夠入睡；並提醒讀者，多少世代的女性即使飽受失眠之苦，但她們不僅生存了下來，甚至更加茁壯，生命更加亮眼！在我看來，**失眠既非疾病也非苦難，而是身體和大腦嘗試著表達並理解生命中的失落與缺席**。這裡指的可能是失去摯愛，或失去與黑暗的連結、或是失去了保有寧靜和休息的能力。

幾千年來，女性在夜裡寫作、繪畫、學習、沉思，這種孤獨的創造力和生產力，在白天的時間裡幾難獲得。幾千年來，女性為了照顧幼弱、長者和病人，勢必得熬過無數個不眠夜。事實上，研究顯示女性擁有特別強勁的生理時鐘，才使得她們比較能在夜間勞作，又不像媒體所暗示的，對健康造成太大的損害。[4]

然而，女性與黑暗的關係依然無比複雜。私密範疇的黑暗，長久以來是女性的領域，但公共場域的黑暗，則往往是男性的空間。因此，本書不但探索女性與黑暗之間難以捉摸的關係，也會從個人角度描述當我們接受夜半時分的清醒時刻，擁抱「夜間自我」，敞開心扉迎接逐漸消逝的黑暗世界，會是什麼樣的感受。

# 1 夜間自我

可憐的夜晚，我是如此歡迎你。

——瑪麗・羅斯，「十四行詩第十五首」

十二月的一個週日，我在狹窄的鄉村小徑慢跑，這是幾個月以來我第一次跑步。平常我偏好緩慢的步行，但在注定永遠改變我人生平衡點的這一天，我正在跑步。

當天的空氣稀薄而閃閃發光，我的肺冷得陣陣刺痛。我感受到晨跑者都有的振奮心情，當下決定我的新年新希望，就是要**多多跑步**。我沒想過我可能再也不會有什麼新希望，或者，我可能還要過好長一段時間，才能再次體會這種振奮感。

當我快接近小屋時，手機響了。我很驚訝，因為現在才早上八點多，我以為會在手機螢幕看見丈夫馬修的名字，沒想到來電的是我父親的妻子，我稱她L。「喂，」我喘著粗氣，心想她是不是打電話來討論聖誕節計畫。我邀請了她和我父親共進聖誕晚餐，一直以來我們都一起慶祝耶誕。自從我父母離婚後，聖誕節就是個需要花心思的節日。

二十二年來，我和手足分別成家立業，爸媽也上了年紀，家族成員中有離婚不合的，眾人四散各地，飲食習慣也不同，這些都需要協調。也就是說，少不了籌劃家族聖誕節會碰上的各種麻煩。

今年由於疫情影響，只有一部分的家人能夠團聚。而且死亡人數還在不斷增加，也尚無疫苗（第一批疫苗在未來兩週內會出現），今年的慶祝活動勢必籠罩在焦慮之中。我父親特別謹慎，為了避免聚眾感染而採取了極端措施。我預期他可能會取消這個聚餐。

這些想法在我腦海中一一略過，我在風中大聲喊，「喂？」

「你爸爸……，」L說。「急救人員在這裡。」

我不明白她在說什麼。為什麼急救人員會在那裡？

「他死了。」她說。

她聽起來冷靜而無動於衷，我以為我聽錯了。而且她的話完全沒有道理。首先，我爸不可能死了，我前兩天才和他通過電話，當時他還好好的。第二，如果他死了，急救人員在那邊做什麼？

「心臟病發作。」她補充。

「我現在開車過去，」我說。「我馬上到！」我聽到背景有聲音，好像L正與其人商量事情。他們為什麼不對他進行急救？

「他們說讓你開車小心一點。」她的聲音依然平靜從容，「我是指警察說。」

警察？為什麼L會跟警察在一起？

我掛上電話開始尖叫。我一路狂奔哭泣著回到家，腦海不斷重複著一句話：我還沒準備好，我還沒準備好，我還沒準備好。

一切就從這裡開始。過了很久之後，我才覺得很奇怪，一個如此明確的**結束**，竟然也是如此明確的**開始**。

丈夫馬修開車時，我打電話給我妹，又打給我弟。我妹妹失手把手機砸在地上，我聽到她不停的尖叫。我弟則表現得很冷靜，後來我才意識到，我對妹妹的轉述太直白，而對弟弟傳達的則太模糊。我之所以知道，是因為我弟在一個小時後打回來問我急救的進展，我只好跟他說，父親已經去世了近十二個小時，當場沒有救活的可能。然後，我弟說了和我一樣的話：「他不可能死了，我昨晚才和他通過話。」他想得跟我一樣，這一切來得太快、太突然了。

我們需要更多的時間。我們還沒來得及說再見，說我愛你。公寓裡充斥著穿制服的人，他們正寫報告、講電話、喝茶，他們的存在暗示了秩序和確定，讓人迅速平靜下來。

L問我是否想看看爸爸，我無法回答，只能點頭。我既想又不想，我努力調節情緒，保持冷靜；就跟L一樣，此刻的她比我見過的任何時候都要冷靜。

爸就坐在他的紅椅上，看起來像睡著了。接下來的幾個月，我們一直反覆提起這個畫面，他看起來是多麼安詳。我觸碰他的手，冰冷如玻璃，那種冰冷感在接下來很長的一段時間裡都縈繞著我，但我最記得的，卻是他的沉默。一開始不容易發現，因為周圍擠滿了熙熙攘攘的人群，直到我隱約察覺，沒有絲毫的氣息從他的唇間洩出，沒有骨頭或關節的輕微聲響，沒有牙齒磨擦聲，也沒有衣物顫動聲，沒有言語。體內沒有生命的時候，我們就悄然無聲了。

這是我第一次近距離接觸死亡，我發現竟然是那麼的寂靜。我想，這是否就是我們會害怕沉默的原因。因為在沉默的縫隙，承載著我們無法忽視的事：人終有一死。

父親去世的前一週，我剛協助母親安葬了與她相伴二十年的伴侶。道格拉斯和我母親沒有結婚，但我還是稱他「繼父」，我一直是這麼看待他的。母親為他哀悼，我們都為他哀悼，他在一個令他痛恨的養老院受盡病痛折磨才解脫。由於疫情，我們甚至無法探望他，更別說握著他的手，這讓我們留下滿腹的酸楚和壓抑。他就像成千上萬的其他人，走完人生的最後一程時，沒有得到安慰和尊嚴。我胸口的緊繃感，也許就是我在父親去世當天去慢跑的原因，也許我希望能擺脫鐵鉗般的束縛，大口呼吸，以徹底甩掉憤怒和悲傷的痕跡。

然而，束縛卻更緊了。

當晚我待在父親家，睡在書房裡的行軍床，鋪蓋是橘色床單和橙色羽絨被，我的頭緊貼著書桌。我身邊都是他的藏書，他的筆跡停在筆記本中半句話的地方，他的開襟毛衣隨意披在椅背上。我父親總是為特定的物品賦予意義——石頭、羽毛、貝殼、小雕塑，這些物件都圍繞在我的身邊，精心擺放在桌面和層架，以便他在寫作時可以看見。房裡充滿了他的氣息，他的存在感，他的希望。

第一晚，我根本沒奢望能夠睡著。我不想睡。我挑了幾本父親的藏書來看，準備流著淚度過一個情感豐沛但清醒的夜晚。我沒有想到的是，當晚我沉沈睡去，一夜無夢！我醒來時感到震驚和羞愧：我沒有哭上一整夜，反而度過了記憶中最棒的一夜好眠。在經歷了人生中的重大打擊，我怎能睡得那麼好？我後來在科學研究中讀到，像我這樣的反應並不罕見，因為大腦在必要時會關機，這是確保生存而設計的機制。

然而好景不常。接下來的十幾天，我在父親家忙著安排葬禮：處理驗屍和死亡證明，通知親友、撰寫訃告，裝飾（紙板）棺材，為L採買和做飯，處理種種伴隨著猝逝而來的雜務差事。L像行屍走肉般維持著日常作息。有時我會想，她的心神到哪裡去了？後來我才知道，她一直處於震驚之中，這種麻木的表現，也是保護人免受極端痛苦的心理狀態。我把「震驚」視為一個所在，介於醫院和旅館之間。L悄然且不由自主地撤退到了那裡。

我把她的缺席視為理由，讓自己變得忙碌和「能幹」。但當夜幕降臨，我蓋上橘色被單，凝視著周遭書本的輪廓，我無法繼續偽裝。每晚，鐵爪堅定地緊綳在我的胸口，我差點以為我也要心臟病發了！我哭泣、喘息、吞嚥著並努力放緩呼吸。然後我起床，展開另一個忙碌的日子。

很顯然，那個不受干擾的第一晚只是個異常現象。我開始在安眠藥櫃翻找，對抗越來越長的不眠之夜。我吞了很多奈妥（Nytol）、褪黑激素和鎂錠，把枕頭灑滿了洋甘菊和薰衣草精油；我戒掉藍光、咖啡因和酒精，翻出處方藥。當然，沒有任何效果。

然後我讓自己變得更加忙碌。我深信知道如何排解悲傷：我在網路上領養了一隻小狗，安排在父親葬禮的第二天去接牠，還買好了玩具和食物。還有什麼比迎接新生命更能療癒這突如其來的失落？有誰會比小狗更適合承接我們**無家可歸的愛**？

然而，我們的小狗從被帶回家的那一刻就開始生病。牠病懨懨地躺著，偶爾喝口水。我看著牠軟弱無力的身軀，心裡充滿不祥的預感。聖誕節那天，我帶牠去看獸醫急診，獸醫懷疑牠感染了犬小病毒。他解釋說會有冗長的檢測，高昂的診療費，以及微乎其微的生存機會。由於疫情肆虐及無數規定，還有正值聖誕節，這個過程會比平常耗時。

「牠應該來自繁殖場吧。」他聳聳肩，「可能同胎的都會死。」

我們的小狗在獸醫院住了五個晚上。我們無法看望牠，因為犬小病毒不僅致命而且傳染性很高，牠被放在隔離病房。我們不斷打電話關切，每次獸醫都詢問我們是否願意讓小狗安樂死。醫療費日漸高昂，而牠一直沒有進食。但在測試結果出來之前，無法得到診斷。

「還有希望嗎？一點點也好？」我流著淚問。每天獸醫都說，「也許有一線希望……總會有希望。」到了第五個晚上，獸醫打電話來：「牠的情況惡化，我認為沒希望了。」我們的小狗在獸醫護士的懷裡被安樂死。我們再也沒有見過牠。

幾個星期以來，我一直想著牠小小的身軀，牠這麼年幼就死掉令我無比傷痛。我把牠從母親的身邊帶走，放任牠死去，我沒有好好保護牠。一隻跟我們相處不到三天的動物，竟能帶給我如此痛苦，我很吃驚。即使我們沒有建立真正的關係，也沒有共同的經歷，但我現在一想到牠，眼淚還是流個不停。因為牠瘦小的肩膀也肩負著希望的重擔，某種難以言喻的方式讓牠成為一個熔爐，一個讓我懷念父親和繼父的方式。突然間，那負擔彷彿太沉重了，於是一切再次回到了牠的微小。

我不希望這巨大狂烈的悲痛驚嚇到我的孩子，我還有悲傷的家人要照料，如果我崩潰了，對身邊的人毫無益處。於是，白天我忙於為小狗伸張正義，晚上則忙於處理我父親的遺產——保持忙碌，保持忙碌，保持忙碌。

但我還是無法入睡。

然後，在一個灰濛濛的黎明，我忽然發現，**總在夜晚哀悼**成了我的常態。因此，我把安眠藥收了起來，慢慢接納這麼多個無法入眠的夜晚。此時我意識到，這並非我平常習慣性的失眠，曾幾何時，我的不眠之夜已經轉變為我未曾預料的樣子，它們成了重要的避風港。雖然我的白天塞滿了事務安排和照顧責任，但我的不眠夜，卻成為內心的綠洲。

**在這個黑暗而令人舒適的地方，我開始明白在夜裡清醒的必要。**

這些漫長而無法成眠的時光，是我從未經歷過的。不像過往的失眠，那種習慣性的恐懼和焦慮並不存在。這次不一樣，黑暗似乎在移動並軟化了，而且有著重量和密度，彷彿將我包圍在棉花糖或甜美的蛋白霜裡。有時，黑暗給人的感覺是一層柔軟的保護膜，一張可以讓我迷失其中的輕柔皮毛。

我清楚記得被黑暗**扶持**的感覺。它從未對我施壓，只是支撐著我；不提問，也不要求。黑暗給了我空間、隱秘、安靜和匿名性，然而它似乎在我身旁呼吸脈動，就像一個沉睡的同伴，**因此我從不孤單**。

這位同伴並非完全緘默，我的夜晚會伴隨著它自己的聲音景觀：飛機聲、車流聲、無法解釋的刮擦聲、摩擦聲和碰撞聲。我這才了解到，還有另一個世界與我同時清醒著，我第一次聽到了我後來稱之為「**夜間自我**」的微小聲音——心跳聲、唾液流動聲、腳跟摩擦床單的聲音。

每晚，當我忽然睜開眼，腦中浮現父親的身影，接著是小狗和道格拉斯，我想到那些已然失去且永遠無法尋回的事物。我的胃底出現一個空洞，巨石壓在胸口，然後黑暗迅速湧入，彷彿在說「但還有我在啊，我屬於你。」這就像一種緩衝，介於我和身體的疼痛之間。

這時，有一種鬆口氣的感覺湧上心頭：我不需要勉強起床，不需故作堅強，也不需要急著安排什麼，我可以與我的悲傷靜靜躺著，挖掘那害怕失去的記憶，尋找問題的答案：我父親在哪？道格拉斯和小狗在哪？死去的人會去哪？

作為一個未知論者，我一直被這個問題困擾。白天，我沒有時間思考這件事。而且在白天思考這種問題似乎很荒謬，不可能有答案。然而到了夜裡，思考這個問題似乎再合理不過。我們都曾在黑暗中搜尋，這個尋找的**過程**（從摸索門把到找尋車鑰匙）讓人覺得很有意義，我們可以耐心優雅的翻找。試想，如果是在明亮的光線下搜尋東西，往往會顯得很無能，我們會譴責自己愚蠢，最後變得匆忙又沮喪。所以我感覺，探索亡者行蹤這類事情根本就是個**夜間任務**，應該在黑夜的掩護下進行。

夜色漸逝，從綢緞般的漆黑轉變為帶著銀灰的不透明，天色變得稀薄且顆粒感十足。黎明的光透進房間，車流聲持續響起，鳥兒鳴唱。黑暗已經隱沒，不再支撐著我，而此刻我的眼睛酸痛，空洞無物，渴望入眠。然而，那些黑暗時刻給予了我比睡眠更深刻的東西，它給了我純粹的時間和空間，同時讓我擺脫了我後來稱為「白日思考」的束縛。

在又一個不眠夜，我聽到走廊地板發出了嘎吱聲。我突然想到，也許此時孩子們都還醒著，他們敞開的心靈正思考著那些令我困擾的問題。我腦海不斷轉動：數十萬人才因為新冠肺炎而過世，這無疑意味著，數十萬人正清醒地處在同一個邊界、痛苦和無眠之地。我的想像力被這個影像絆住了：好多失親同胞孤獨卻微妙地相連，佔據著同一個半成形的世界。我開始好奇，那些跟我一樣不成眠的哀悼者是誰，他們在做什麼？想什麼？又感受到什麼？

**失眠往往是由失落所引發**。根據《睡眠醫學評論》的研究，「失去親友常與入睡困難、無法維持睡眠，以及睡眠時數減少密切相關。」簡單來說，喪親者很少能夠獲得一夜好眠。研究指出，悲傷越強烈，睡眠就越破碎、零碎且中斷。

生理性別在其中扮演著一定的角色：**喪親的女性比男性更常出現睡眠障礙**。年齡也加劇了失眠問題，越是年輕的人，越不會因喪親而影響睡眠。另外，死亡性質也有影響，意外死亡比預期的死亡，更容易打亂喪親者的睡眠節奏。我是個剛經歷了數起非預期死亡的中年女性，難怪，現在遭遇了我人生中最嚴重的失眠。

但是，哀悼的人不僅睡得少，**睡眠方式也不一樣**。研究人員測量喪親者的睡眠波長❶，發現他們的睡眠呈現更多的快速眼動（充滿夢境的）模式，而較少深層而具有修復作用的睡眠。悲傷越強烈，睡眠變化就越大。[2]當然了，**失眠**的時間也越長。

我父親去世前，我的失眠早已持續了二十多年。我完全預期自己**無法**入睡，也預期失眠會更加嚴重，所以我習慣先靠安眠藥，接著憤怒地在床上翻來覆去，最後聽著有聲書斷斷續續睡著。過去的幾次失眠，我經常乾脆放棄睡覺，結果到天亮時，整個人疲憊不堪，滿臉憔悴，詛咒著夜晚，痛罵自己無法入睡。

然而現在，因為心中充滿了悲傷，我發現我的夜晚正在改變。我開始期待夜裡的清醒時光，那如墨的安慰、柔和的寧靜，以及平靜。夜裡，我可以放下堅強的形象，我不再是那個負責張羅一切的女兒，我可以盡情悲傷，也不會影響到任何人——我可以做我自己。

**黑暗有一種簡化的能力**，這正是我喜歡並且**需要**的。我看不到滿地必須清掃的蜘蛛網，看不到堆積如山的待洗衣物，我什麼也看不見。於是，我的目光轉向內心。從前這意味著我要冥想幾個小時，然後把半夜還醒著當成一場災難，擔心睡眠不足隔天會犯錯。或者，我會血壓飆升，腦袋昏沉，被負面情緒糾纏個沒完。但因為此刻我正陷於喪親之痛，正在跟更大的問題搏鬥，所以這些擔憂悄然消散了。**我不在乎不眠夜帶來的威脅，如果我隔天看起來很疲憊或者脾氣暴躁，那又怎麼樣？**

聖誕假期結束，我的家人陸續返回倫敦，而我決定留在位於城外的小屋，離L與母親近一點。我還沒有準備好面對日常的喧囂。倫敦忽然變得比往常更吵雜，我耳裡的隔音層好像被剝掉了，噪音令我痛苦。飛機、汽車警報、救護車警笛、摩托車轟鳴，一切聲音都被放大得刺耳，在我聽來有如驚恐的死亡之聲。

但鄉村夜晚的聲景可就柔和得多。我喜歡聽著風聲呼號，田野羊群的咩叫，門前柳樹的嘆息和吱嘎。我喜歡化作音樂的夜雨宛如音符，雨水拍打玻璃落在屋頂上的滴答，那是黑暗中零星而綿密的毛毛雨。雨聲交錯著絕對的寂靜時刻，那寂靜同時映照

❶譯注：腦電波圖是指在頭皮放置感應器，用來讀取大腦電波訊號的檢查方法。

我內心的空虛，卻也暗示了其他的可能。

然而除了寂靜，我還渴望黑暗——濃密而純粹的黑。我花了幾個小時用膠帶遮擋住藍色的網路信號燈，在窗戶上安裝紙板。每一絲人造光都是一種冒犯。這突如其來對黑暗的渴望讓我倍感困惑，因為過去我總是害怕它，也怕隨之而來的遺忘、壓抑，以及黑暗誘發的可怕幻想。

然而此時，黑暗似乎帶來了解放，予人安慰。黑暗的神秘感給了我希望與救贖。我也學會了辨識黑暗的色調和質地，它可能輕如羽毛，柔軟如肌膚，或如毯子般漆黑厚重。我感到意外：當黑暗改變，我也跟著改變了，有如一種巫術。

我依然無法入睡，但這無關緊要。在一個沒有光線和聲音的環境，我感受到另一個自我的覺醒。在某個清醒的夜晚，我第一次遇見了我的「**夜間自我**」。

沉寂中，我聽到了她柔和哀婉的聲音。在朦朧意識狀態的靜謐中，我傾聽並學習。

起初，我在微小的事物中注意到「她」，我發現我的思考、感受、知覺、記憶和

**存在狀態**，都起了微妙的變化。在夜裡，我無法條理分明地邏輯思考，也少了白日一貫的樂觀開朗，我變得惆悵而若有所思，我常常反覆回味我的想法、對話和記憶。時間似乎被延展了，感知以慢動作移動，我更傾向於質疑和反思，我**對世界的掌控感**沒那麼到位了。

這一切看來都是好事，無論是反思、不慌亂、放鬆，都是好事，只要我還能維持些許的控制。然而，控制變得沒那麼輕鬆了，我很容易瞬間爆怒，憤怒如閃電來得快去得也急，我也會在彈指間就陷入後悔和悲傷。我的「夜間自我」是如此的易怒，有時讓我非常不安。但我喜歡這種不同的思維：放鬆，缺乏結構，輕薄而透明。思想、感知和記憶似乎如水般漫無邊界，大腦不再企圖去定義、整理、構建或評斷。

一開始，我把這些特質認為是人因為過度悲傷而引發的瘋狂，卻發現這樣的不眠夜，並沒有伴隨著討人厭的焦慮。於是我意識到，我對「夜間自我」會如斯熟悉，是因為她一直陪伴著我，只是我從未注意過她罷了。因為我習慣在夜晚盡可能地爭取睡眠，加上對人造光的執著，我把她給徹底忽略了。

而這一次，我決定歡迎她進入我的生活，跟她交朋友。

# 2 不服從的

「我以前覺得，」諾拉說，「人們就只是去睡個覺，就算不睡覺，也還是原本的自己。但現在，」她點了根菸，手微微顫抖，「現在我明白，夜晚會對人的存在狀態產生影響。」

——朱娜．巴恩斯，《夜林》

一四八四年六月，義大利北部，布雷西亞。一名十五歲女孩靜靜從床上溜下來，躡手躡腳經過熟睡的家人。一屋的黑暗如同糖漿般黏稠而厚重，但她的雙腳引導她行經木頭地板，對於每一條凸起的木紋、每一道彎曲、每個木節都瞭若指掌。她的腳掌能分辨出大廳冰冷的大理石，隨後是廚房溫暖而起伏的石板地。

當然了，早在她的腳尖尋到廚房前，她先聞到了廚房的氣味——烤羊肉、蒜味和迷迭香。她聽到壁爐中的餘燼劈啪作響，不覺鬆了口氣。這樣她就不必應付火種了，否則她就得耗費掉寶貴的十分鐘。

她順著石架摸索蠟燭箱，她必須避免用上昂貴的蜂蠟，找到那個又軟又黏的羊脂蠟燭。她把蠟燭靠近餘燼，看著廚房在搖曳的琥珀光芒中重現。先前才睡了一個小時的那種昏沉感已經消失殆盡，她心跳加速，準備迎接之後的時間。

她知道明天是洗衣日，她得監督全家的洗衣工作，還要幫弟妹上課。她得做好當週的帳本，幫廚師把四磅葡萄去籽，監督園丁除去蘋果樹上的飛蛾。晚上七點要陪父親參加晚宴……她的家務永遠做不完，枯燥乏味至極，但她現在不想這個，此刻是她從辛苦乏味的生活中偷過來的秘密時光。

她把蠟燭拿到桌上，擺好紙張、羽毛筆、墨水瓶和書本，有占星學、哲學、《舊約》和《新約》，她會一直讀到守夜人凌晨三點的叫喚聲。然後她開始寫作，直到第一聲公雞啼叫。她的心思叛逆的轉動，有個想法潛藏在深處，她需要把它挑出來，反覆琢磨。她知道只有當心靈從北到南、從日到月自由地遊蕩，她才能將想法化為文字。這就是她俯身檢驗想法的方式：它的中心穩固嗎？會像蠟燭一樣明亮燃燒嗎？更重要的是，她敢公開嗎？

她顫抖了一下，然後緊緊握住手心。這些是屬於夜間的思緒，不受拘束，可以違反教條、家庭和自身加諸的種種規則。蘿拉·切瑞塔（Laura Cereta）圍上披肩，揮走一隻蚊子，然後翻開了書，她的夜晚正要開始。

隨著科學家對晝夜節律有更多的理解，我們知道夜間大腦比日間大腦更為魯莽。我們在清醒的夜裡容易產生不適應，做出失調行為。很多人在晚上更容易冒險，打破陳規，衝動行事，思考白天不曾想過或做過的事。[1]

一個解釋是，這是大腦受到夜間生化物質及多巴胺在深夜達到高峰的影響。多巴胺會賦予身體行動的動力和動機，再加上睡眠不足，知覺和情感都會被激發、強化或扭曲，這可能導致追求刺激、衝動和妄想。[2]而在受到各種文化或生理限制的女性身上，這種生化物質的改變，是否會釋放出一種無所顧忌的自信，以及不懼權威的表現？

我的心靈仍然沉浸於悲傷中，既不叛逆也不妄為，然而，我開始研究許多失眠女性的作品，我發現了一種危險的思維模式，彷彿她們「適應不良」的夜間思維激發了那些在白天無法被接受的非傳統想法。我想知道，這些女性是否在黑暗大腦的鼓舞下享受了孤獨的不眠夜，她們是否不曾料到，在這種時刻，竟可以不去擔心得體與否，也不用害怕被否定和批判。

在接下來的夜晚，我找到一種安靜的放縱，也冒出一些在白日理智下被壓抑的想法。但首先，我發現了蘿拉·切瑞塔這位十五世紀女性主義的先驅，她傳播著危險思想——**從小失眠**。

對於切瑞塔而言，夜晚是她唯一能滋養大腦，在道德、精神和哲學層面獲得成長的機會。但切瑞塔做的不只這些，她還利用夜裡清醒的寶貴時刻，發展了在中世紀義大利前所未聞的激進思想。「這本宏偉的書信集，字字句句見證了我在深夜召喚的靈感。」她在一四八六年寫到。當時十七歲的她已經能夠與傑出文藝復興思想家交流學術信件，這些信件正出自她「甜美守夜」的手筆。

一開始，切瑞塔的「甜美守夜」是她深刻思索自我的時刻，**她想知道自己是誰**。隨著夜晚流逝，她不再內省，轉而思考婚姻、生物學，以及教會對女性的壓迫。她越來越憤怒，內心燃燒著復仇的渴望。「因此，」她說，「沉睡的筆被失眠的寫作喚醒，熾熱的憤怒揭開了長期被沉默所桎梏的心靈。」

切瑞塔的時代比英國女權先鋒瑪麗·沃史東柯拉夫特[2]早了三百年，比婦女參政運動早了四百年，她當時就主張女性應該受教育，並呼籲世人，不應該把已婚女性當作奴隸對待。她勸告身邊的友人：「不要聽從權威，要傾聽內心的秘密聲音。」[3]

蘿拉·切瑞塔「內心的秘密聲音」令我著迷。為何它如此大膽而無畏？一直以來，我們知道掌管思想、計畫、評估風險並確保行為得體的大腦腦區，會因為疲倦而失去掌控力。清醒的時間越長，負責指揮和控制的前額葉皮質就越難以約束我們。但研究顯示，前額葉皮質也會受到光亮和黑暗的影響，因此即使身體不累，前額葉皮質在夜間也無法像日間那般靈活的運作。

這對女性而言特別重要。因為女性不只受到文化期望，女性的前額葉皮質相對來

[2] 譯注：瑪麗·沃史東柯拉夫特（Mary Wollstonecraft，1759-1797），十八世紀英國作家、哲學家、女性主義者。她的寫作生涯中撰述了多篇小說和論文、遊記等，完成於一七九二年的《女權辯護》為她最廣為人知的作品。

說容量更大也更活躍，反映出女性自身對衝動的控制特別嚴苛。[4] 摀起耳朵、反抗強迫順從的聲音，對女性來說是個永無止境的艱鉅任務。於是，切瑞塔加入了古往今來「**夜間編織者**」的行列。

這些女性啟發了我的心靈，讓我看見了夜間自我各種大膽的可能。從喬治・桑到維塔・薩克維爾—韋斯特❸，從西蒙・韋伊❹到瑪丹娜，從多蘿西・帕克❺到芙蘭・雷伯維茲❻，從瑪麗・沃斯❼到茱蒂絲・賴特❽，從路易絲・布爾喬亞❾到瓊・米切爾❿……這一連串名單還沒完。這份不斷增加的夜間編織者清單讓我明白，我的世界無需在天黑後被迫縮小如針尖，而且，只有我有能力解放我自己。

住在修道院時，切瑞塔八歲時第一次體驗到失眠。修道院長教她睡不著時可以利用刺繡來作畫。很久之後，切瑞塔提到夜間刺繡為她帶來「希望的微風」。十歲時，切瑞塔被要求回家照顧年幼的手足，十二歲時她已經能夠持家。十五歲結了婚，負責打理家務。因為白天被勞役和責任所累，切瑞塔只能在夜深人靜找到屬於自己的時間。[5]

「我沒有空閒寫作和學習，除非利用夜晚。」她寫道，「我睡得很少，幾乎徹夜

❸ 薇塔・薩克維爾—韋斯特（Vita Sackville-West）是一位英國作家、園藝家，也是多產的書信日記作家。她是同性戀人吳爾芙的作品《奧蘭多》的靈感來源。

❹ 西蒙・韋伊（Simone Weil，1909-1943）為法國猶太人，神秘主義者、宗教思想家和社會活動家，深刻影響著戰後的歐洲思潮。

❺ 多蘿西・帕克（Dorothy Parker，1893-1967）為美國作家、評論家、編劇。一九二六年發表詩篇《Enough Rope》和短篇《Big Blonde》大獲文壇關注。後前往好萊塢發展，與丈夫艾倫・坎貝爾在一九三七年上映的「星海浮沉錄」中擔任編劇。

❻ 芙蘭。雷伯維茲（Fran Lebowitz）為美國作家、演說家、社評家。《紐約時報》曾形容她為「當代的多蘿西・帕克」，她是《紐約客》雜誌創始編輯，以犀利的妙語與黑色幽默為人所知。

❼ 瑪麗・沃思（Mary Wroth，1587-1652）為英國貴族女性，英國文藝復興時期詩人。沃思夫人出身於文學世家，是最早獲得持久聲譽的英國女作家之一。

❽ 茱蒂絲・賴特（Judith Wright，1915-2000）是澳洲詩人、環保主義者和原住民土地權活動家，數度獲得諾貝爾文學獎提名。

❾ 路易絲・布爾喬亞（Louise Bourgeois，1911-2010），出生於巴黎，二十世紀重要的女性藝術家。她的創作生涯與沉重的命運緊密相連，不斷與童年創傷和家庭關係對話。作品最初為繪畫及平面雕刻，一九四〇年代之後從事雕刻藝術。

❿ 瓊・米切爾（Joan Mitchell，1925-1992）為美國藝術家，主要從事繪畫和版畫創作，參與美國抽象表現主義運動。作品強烈的情感風格及其筆觸受十九世紀後印象派畫家影響，尤其是馬蒂斯。

不眠，化身為時間的小偷，從一天當中切割出屬於自己的私密時間。」失眠給了她空間去思考，並得出一個危險的結論：「大自然賦予所有人平等的自由——去學習。」這些想法完全出自內心，從不眠的夜晚被冶煉了出來。

切瑞塔的叛逆思想，是否源於掙脫了日間大腦所掌控的「夜間自我」？我們只能如此推測，因為雖然有數以百計的研究探討過「睡眠剝奪」對日間自我的影響，卻少有人深入研究夜間無眠者的心靈，也沒有人研究過失眠女性的大腦。

然而，隨著對生物節律有更多認識，一幅細緻的景象正在浮現。二〇一六年，睡眠研究員佩利斯（Michael Perlis）發表了開創性研究：在午夜至清晨六點之間清醒的人，自殺率顯著上升。[6] 另一項由研究員塔布斯（Andrew Tubbs）主導的研究發現，這段時間的自殺**念頭**也達到高峰。[7] 這是否與夜間大腦的神經和生理變化有關？

他們假設夜間清醒的大腦正處於劇烈變化的狀態，這在二〇二二年的研究得到了驗證，這個研究有個未卜先知的標題：「**午夜過後的心智**」，證實在夜裡，犯罪活動、暴力、自殘、藥物濫用及不健康飲食都有增強的傾向。即使是戒菸成功的人，午夜過後再度抽菸的可能性也比其他時間高。於是，關於為什麼人在晚上的行為表現與白天大不相同，研究團隊提出了五種解釋，說明大腦在夜間變化的原因。[8]

首先是「突觸飽和理論」。簡單來說，大腦在白天充填了各種資訊，晚上需要整理，以便為隔天的學習騰出空間。就如同持續收縮的肌肉纖維會因疲勞而失去力量，這個理論認為，中樞神經系統也是如此，經過了一整天的活動，到了晚上如果還清醒著，那麼大腦的許多突觸都會被迫在飽和狀態下繼續運行。由於大腦無法以日間的效率作出反應，只好四處尋找新的途徑。

第二，夜晚的心境會產生變化，可以從荷爾蒙來解釋。[9] 在夜裡，讓我們保持愉悅的血清素和讓我們充滿活力的正腎上腺素會減少，因為身體正準備入睡。同時，促發睡眠的褪黑激素會大量分泌。有趣的是，作為動機和獎勵（**欲望**）的多巴胺在夜間達到高峰，睪固酮（與衝動和風險相關）也穩定上升，並在黎明前達到高峰，因此衝動、冒險和尋求刺激的行為，更有可能發生在晚上。而且，當我們感到壓力、憤怒或焦慮，身體也會產生大量的腎上腺素，無可避免地影響了思考和情緒。[10]

第三，情緒會隨著晝夜節律而改變。很多人在白天顯得比較樂觀，而凌晨一點到四點則容易感受到心情低落，這到底是化學、環境、遺傳、進化、文化還是社會影響，目前仍不確定，但調查的確指出，一個人表現出的惆悵、懷疑、憂鬱、懊悔和罪惡感，在夜晚都更為明顯。

第四個關於午夜心智改變的解釋，是從進化的觀點談起，提到夜間大腦的設計是為了促進生存。我們在夜裡的行為表現和反應與白日不同，是因為千百年前的黑暗，就意味著危險。例如，我們在晚上的飢餓感會減弱，以免必須四處覓食；而我們在夜裡展現的侵略性比較高，意味著可以立即對攻擊做出反應。

第五個解釋如前所述，當我們嚴重缺乏睡眠，或夜裡還維持清醒，前額葉皮質的表現會不同。它在白天結束時會變得疲勞而降低效能，與其他腦區的連結在夜裡也會減弱或斷裂。科學家認為，前額葉皮質因為睏倦而減弱了控制，是我們會做夢的原因之一。此時大腦擺脫了嚴苛的控制，肆意奔馳，創造出鮮明又荒誕、熟悉又奇異的內容。

我們的夜間大腦也以其他方式發生變化。某些神經元會增加表面受體和分子數量，而變得比較敏感。這可能使得我們容易受到情緒擺佈，在權衡風險與獎勵時變得不熟練，並且容易陷入**反芻思維**。但換個方式來說，夜晚時保持清醒，可能會讓感受變得更深刻，行為更自發，情感更外放，也更傾向於反思和質疑。我們可能會覺得膽子大了一點，那些危險、不尋常和意外的想法也會莫名地浮現腦海。

解析這些數據極其複雜。我們是因為白天忙於事務，所以晚上容易有不同形態的思考和行為？還是因為我們經常在夜晚處於獨自一人的狀態？這些變化有多少是看不見的因素所致？根據神經生物學家胡伯曼（Andrew Huberman）的說法，一旦天空中的光線減弱，眼睛就進入夜視模式，大腦會開啟新的路徑。[11]當我們看不到顏色，只能模糊辨識出形狀或人小，視野就會變得周邊化，也就是只看見事物的邊緣，而看不見核心。相較於其他感官，大腦會優先處理視覺訊息。此外，模糊的夜視也令人感到不安、脆弱和不確定。

我們的老祖先已經習慣了黑暗的降臨，他們採用一些技巧讓黑暗不至於那麼嚇人。他們會擠成一團睡覺，藉由星星指引方向，觀察月亮做計畫，透過赤腳感知地形。他們的夜視能力也比較好——有些遺傳學家認為，我們最早的哺乳類祖先曾經是夜行性動物。[12]

如今，活在二十一世紀的我們不再靠星星指引，而用Google導航。我們穿著厚底鞋，雙腳不再能感受到腳下地面的情況。因為缺乏鍛鍊，我們的夜視能力減弱了。而且很多人都是獨自入睡。因為對陰影的恐懼，我們讓生活中到處充斥著人造光，一旦黑暗襲來就無法適應，對失眠極為不安。

我躺在黑暗的襁褓之中，清醒的腦袋湧現這一切，我聽見夜間自我用任性的聲音催促我投降，快點投降！那時我才意識到，**決定放棄常用的助眠藥物，是我的第一個反抗行為和異端思想**：我們所處的年代，睡眠產業的產值達數十億美元，而且不斷壯大中；它以焦慮威脅我們，[13]訴求八小時的高品質睡眠才是靈丹妙藥。

在蘿拉．切瑞塔的時代，她被認為是社會異端，她不僅公然表達革命想法，還大膽用失眠來侵占男性空間，把它作為己用。切瑞塔的危險思想和大膽行為使她受到許多攻擊和嘲諷，而當攻擊過於沉重，她就回歸夜晚刺繡的靜謐之中，她的刺繡如同她的思維那樣有別於傳統——她在一條披肩繡上了龍與豹！

她用清醒無眠的三個月時間梳理羊毛，並開始紡紗，勾畫出自己的樣貌；她刺繡，她自豪地寫下清晨第一道曙光來臨前創作的事物。然而不久，切瑞塔的創作夜戛然而止，不再充塞著激進理念；不在有靠「矇矓雙眼、昏沉頭腦和夢囈般的筆」寫成的信件；不再有龍與豹；不再有「漫長的學習守夜」。

隨著丈夫與父親過世，切瑞塔內心的秘密聲音被悲傷淹沒。她的徹夜寫作變成一種無言的哀悼，終日無法言語。她說，「我的思緒化作了淚水。」這就是悲傷的本質。我們無法入睡，也無法放任思緒奔馳，我們被迫哀悼、啜泣、尋覓，這樣的過程不知道得持續多久。如同切瑞塔所言，「時間不屬於我們，而取決於太陽運行的本質。」[14]

後來，我終於明白，你現在手上的這本書，就源於那些悲傷氾濫的不成眠夜晚。若非如此，我怎麼會展開這麼一個困難的計畫？不消說，這是務實的「日間自我」絕不會同意的計畫。

# 3 富有想像力的

一定要待在黑暗中。不是身處光明，而是在光明到來之前，就要待在那兒。某種意義上，這讓我有能力去寫作。

——童妮·摩里森，《巴黎評論》，第一二八期，一九九三年秋季號

想到蘿拉·切瑞塔的例子，我感到焦躁不安。幾個星期以來，我的夜晚都在緊繃而靜默的狀態下度過，沉浸在翻湧不已的悲傷中。但現在，我新發現的「夜間自我」正慢慢滲入思想，它伸手打開窗，打開門，把影像、記憶和回憶從遙遠的角落挖掘出來。這讓我想起早年我曾秘密地在夜裡創作，整整三年，我待在昏暗的廚房寫小說，直到孩子們清晨睡醒，懶洋洋下樓才停筆。當時我沒有察覺「夜間自我」的存在，但現在，我清楚看見了她。我想，我的第一本小說，或許**出於她手**。

雖然我還不認識「夜間自我」，但在夜深人靜時寫作，我隱約感覺大腦以不同的方式運轉，此時的心靈寧可走小徑，而非大道。一開始，我強迫自己以日間的模式來思考，以要點、時間線、情節、重點和角色列表，禁錮著昏昏欲睡的思緒。結果，我的表格雜亂無章，圖表凌亂不堪，修改痕跡比比皆是！雖然我的筆記還算順利，但寫書的進展緩慢不已，文字沒有條理，角色單薄而缺乏深度，時間軸跳躍。我很頭痛。

後來我改變策略。我躺在沙發先讀一會兒書，然後關上燈，讓思緒隨意飄散。突然間，我的角色開始有了生命，彷彿潛移默化，場景也活躍了起來，支離破碎的片段形成小說的雛形。在眾多的浮木與殘骸中，我拾得情節、角色、洞見、描述和對話片段，而這些最終成為我的創作素材。我感覺黑暗中催生了一種讓大腦漂移的狀態，建立起諸多不合理但異想天開的關聯，包括回憶、影像、色彩、形狀、文字……什麼都有。

我開始**把夜晚和黑暗當作通往虛空和時間的入口**，在這樣一個中性的空間，我可以把自己編織進去，憑著想像力將自我塑造為另一個世界的角色，不會有人質疑，不會有人批判。後來，我讀到詩人帕絲坦（Linda Pastan）的詩：「我躺在黑暗中，直到某首詩作中一個一直無法解決的問題神奇地迎刃而解。」[1]她把「黑暗」和「神奇」結合在一起顯得非常合理，符合秩序、理性和邏輯。

黑暗（即使在白天）似乎能夠**解放想像力**。曾經有一個研究，邀請人們為居家用品想出新鮮的用途。這些實驗在不同強度的光照下進行，每當房間變得昏暗，創意就會明顯激增，想法變得天馬行空，而且具有原創性。這代表黑暗提升了創造力，也釋放了一種冒險性和探索性，讓人感到解放。[2]

不只在黑暗中的思考方式不同，在夜裡的燈光下，我的閱讀方式也不一樣了。在白天，我往往從頭到尾按照線性秩序、有效率的方式閱讀一本書，這樣就不會忘記讀到哪。而在夜裡，我用蜻蜓點水或釣魚的方式來讀一本書，先快速瀏覽過，然後反覆閱讀某個段落。有時，我連倒著讀，都覺得津津有味。我決定稱之為「夜間閱讀」。

白天我沒有空躺在沙發上，而且「日間大腦」不喜歡快速瀏覽（這是作弊！）或無謂地重複閱讀（浪費時間！），當然更不同意倒著讀（太荒謬了！）。我發現，日間大腦比我以為的還要遲鈍且受限，也更容易預測。

作家強森（Greg Johnson）做過一份女性作家調查，指出她們有一種特殊的能力，可以將失眠的時光轉化為創意成就。[3]強森沒說錯：女性往往能展現非凡的能力，從不眠夜裡搶救出一些東西，尤其是運用到夜間大腦的想像力時。

只需翻閱柯瑞（Mason Currey）的《創作者的日常生活》（*Daily Rituals: How Great Minds Make Time, Find Inspiration, and Getto Work*）一書，就能看見有多少女性在夜晚為自己騰出了空間，從鮑許（Pina Bausch））到貝克（Josephine Baker），從史達爾夫人（Madamede Staël）到藍碧嘉（Tamarade Lempicka）。但夜晚究竟有何特殊之處，使得眾多女性能夠在創意上獲益？

拍立得相機的發明人蘭德（Edwin Land）檢視數百位科學家的工作成果，發現那些最原創的發明，都來自「不受到固有思維約束的人」。二〇二二年，塞布魯克大學學者施瓦茨（Stephan Schwartz）在一篇關於創造力的論文裡，把「內省策略」列為學習原創性思考的重要部分：「關鍵在於發展出一種建立關聯性的方式，而所要連接的是智識之外的因素。」他寫道。[4]

神經科學家逐漸揭開相關機制，探討我們在應該睡覺時，為何會有鬆散而具有連結性的思考。海爾曼（Kenneth Heilman）認為，創造力來自於聯想和聚合思維，這都發生在不同的腦迴路交匯的時候。[5]他指出，正腎上腺素會阻止這種情況發生，因為它會仔細將每個迴路限制在自身的區域，然而到了晚上，正腎上腺素的濃度下降，大腦得以放鬆下來，讓迴路自由地流通。

失眠的吳爾芙經常在夜裡尋求靈感。每寫完一本書，她就會因嚴重失眠而苦惱，然而躺在床上焦躁不安的同時，她又不由自主地策劃起下一部小說。她最具奇想的作品《奧蘭多》，敘述了一段穿越時空、跨越國界、雌雄莫辨詩人的奇異旅程，而這位詩人竟活了驚人的三百年！也就是說，這本書具備了夜間大腦大放異彩的一切特徵。《標準晚報》（*Evening Standard*）把這本書描述為「一齣幻想劇，一場狂野的幻想曲」，《週日泰晤士報》稱之「影像與史實、可能性與不可能性的結合，充滿夢境世界的場景。」這部小說本質上就是一部**夜間創作**：「這個題材是我晚上睡不著時構想出來的。」吳爾芙解釋。

根據研究吳爾芙的學者哈姆（Maggie Humm）所言，「《奧蘭多》沒有被查禁，正因為它的奇幻本質。」如果《奧蘭多》是一部較不具原創性的（日間）作品，恐怕會被視為女同性戀小說而遭到查禁，如同當年出版的《寂寞之井》[11]（*The Well of*

[11] 譯注：《寂寞之井》（*The Well of Loneliness*）為英國詩人瑞克里芙．霍爾（Radclyffe Hall）於一九二八年創作的女同性戀小說，可謂歷史上第一部重要的女同性戀作品。

*Loneliness*）。《奧蘭多》讓審查人員大為困惑，以致於無法發現其中隱含的僭越書寫。

吳爾芙在《奧蘭多》裡發揮了「夜間自我」兩個最明顯的特質：原創性思考和魯莽地擺脫抑制，但她的天才之處在於，她以令人不知作何反應的奇想，巧妙掩蓋了同性愛的危險主題。雖然《奧蘭多》是由「夜間自我」幻想出來的，但吳爾芙也需要在白天做些結構化和編輯的苦工：「我發現，我的腦袋在晚上塞滿了枕頭填充物：熱燙燙的，尚未成型。」她在日記寫道。

然而，正是夜晚激發了她的創造性，她在撰寫名為「歲月」（*The Years*）的作品時，很長一段時間陷入瓶頸，但經過了兩個不眠夜的衝刺和突破，總算看見了小說的結局。

如前所述，正腎上腺素在凌晨時分下降，但它並非夜裡唯一分泌減緩的荷爾蒙。好比說，皮質醇也會下降，通常在午夜達到最低點。研究發現，皮質醇會抑制遠端腦區之間的連結，以及正腎上腺素的作用。[6] 如同神經科學家海爾曼提出的，創意是透過「向內看」而產生，所有會妨礙我們向內看的東西，都會威脅到創意思考。如果想營造一個有利於創造性和原創性思考的環境，應該盡可能地消除干擾。

此外，前文提到在夜間達到高峰的多巴胺，也有助於發揮想像力。多巴胺既是種創造力分子，也是一種動機分子。帕金森氏症患者在接受多巴胺替代療法時，副作用竟然是他們的創意提升了！這些病患腦中不斷併發出各種想法，有些人甚至開始畫畫和寫詩。多巴胺正是創造力的重要成分，而且在下半夜達到高峰——那正是我們做夢的時候。[7]

我把這一切都想成是「夜間自我」的**養分**，夜裡我們擺脫了白天的干擾，不受皮質醇的控制和正腎上腺素的抑制，多巴胺充沛，前額葉皮質待命中。夜間自我能夠輕易地朝內看，去編織、混合、擴散和轉變。法國數學家龐加萊（Henri Poincaré）曾這樣描述他的不眠夜：「想法成群結隊地湧現！我感覺它們相互碰撞，雙雙對對地鎖定，直到形成穩定的組合。」[8]

邊緣大腦賜予的禮物，可不僅是大量的想法。對於當代女作家文森特（Alice Vincent）而言，凌晨四點的黑暗為她的思考帶來一種未經過濾的質地：「在那陌生虛無的時光中，我的思想處於純粹狀態，仍帶有黎明時新鮮和新奇的感覺，又尚未被日光的碎屑所污染。」[9]

經常失眠的作家凱瑟琳．曼斯菲爾，充分捕捉了夜晚賦予的「新鮮感」。她從一九一〇年開始撰寫夜間日記，開篇就描述：「痛苦的一夜。當我覺得早晨終於來了，點上蠟燭看了看錶，發現才十二點一刻！」四年後，曼斯菲爾的情況毫無改善：「我又開始睡不好。」「我幾乎沒闔眼。」「我在黑暗中起床，看著黎明到來。」「我一直躺到五點半，亢奮得睡不著。」「無法入睡。我想起過往。」「我度過了糟糕的夜晚。」……

事實上，曼斯菲爾偏愛黑暗，傍晚是一天當中她最喜歡的時間：「這是至高無上的時刻，超凡脫俗的美就在眼前。」天亮才會揭露寫作的困難，而在晚上，寫作似乎容易許多。對她來說，夜晚既是想像力的催化劑，也是強而有力的記憶提示器。

她說，我經常遇到一個情況：晚上躺下睡覺時，不但毫無睏意，反而更加清醒。然後我重新經歷了現實或想像的場景，稱為「幻覺」並不過分，因為它是如此的生動！我側躺著，手放額頭上彷彿在祈禱，這種方式能誘發那種狀態。例如，現在是晚上十點，我在海洋中央的一艘大型郵輪上。父親把頭探進來：「你們有沒有人想在睡前散個步？甲板望出去很美。」就這樣，**我人已經在那裡**。我看到父親搓揉戴著手套的雙手，冷冽的夜晚空氣，我身邊的一切，黃銅樓梯扶手和橡膠樓梯……所有細節都很真實、詳細而**豐富**。[10]

從夜裡醒來之後，曼斯菲爾如同走過一趟時光之旅，用絢麗的特藝色彩挖掘出遙遠的記憶。「我什麼都能想像，沒有**止境**。我的天，太美妙了！」她在夜裡的想像力異常豐富，這是她失眠時獲得的「安慰獎」。

這些生動的想像，是來自於失眠或黑暗，或是兩者結合而成？沒有人知道。人類學家韋斯納（Polly Wiessner）與喀拉哈里沙漠的朱／霍安桑人（Ju/'hoansi）相處，趁著晚上大夥兒聚在篝火邊的時刻，企圖學習他們的語言。她對這些人在天黑之後截然不同的溝通方式很感興趣，「人們會講故事，」她解釋。「但這些夜間的故事傳達了情感和真理，而不只事實。」

這些故事使用了不同的詞彙，更能引發聯想、想像力和同情心，而較少說教、指導、實務和攻擊性。[11]可以說，該族群的語言變得更有節奏、複雜且具象徵意義。隨著詞彙和語言變化，這個族群的情緒和互動也發生了微妙的變化，帶來更多同理心、寬容和平等，以及一種有利於睡眠的寧靜感。[12]

黑暗和夜晚的某些元素不但放鬆了想像力，也為耳朵帶來一種急迫性。我們更敏銳地傾聽，促進了親密感和同理心。在歐洲，夜晚曾是分享鬼故事和童話的時間，隨著想像力的發揮，人和人之間的連結感也更為增強。由「夜間自我」組成的社群，一點也不像由奔波緊張的「日間自我」所組成的社群。

我曾在倫敦家裡的廚房寫作，背景的黑暗城市、路燈和城市的聲景，提供了另一種作用。我的第一本小說以一座不夜城為背景，情節多在天黑之後展開。那是爵士樂時代的巴黎，全城陶醉在剛問世不久的人造光所帶來的新鮮刺激，夜晚生機勃勃：華麗的化裝舞會、超現實主義沙龍和藝術家聚會，約瑟芬·貝克裸體在舞台跳舞，地下同志俱樂部、風琴音樂⑫、服務有錢人的夜間香檳俱樂部，不道德者、同性戀和放蕩人士奔赴小酒館。[13]

費茲傑羅（F. Scott Fitzgerald）在凌晨兩點出門看望朋友並非什麼怪事；普魯斯特（Proust）整晚在扔了滿地酒瓶軟木塞的臥室寫作；柯蕾特（Colette）裹著毯子寫作到清晨；[14]尚・考克多（Jean Cocteau）邊作畫邊抽鴉片煙斗。**在巴黎，沒有人睡覺！**至少不是在晚上睡覺。在我看來，創造力的爆發和放縱的叛逆，就源於不眠的黑暗之中。

所以，我怎麼可能選擇在一天當中**不痛不癢的大白天**，來描寫這部小說所屬的時期？

我後來發現，很多書寫「黑暗」或「夜晚」主題的作家也經常這樣做，彷彿知道夜晚的不確定性會滲透到文字裡。史蒂芬妮・梅爾（Stephanie Meyer）在夜裡創作了暢銷小說《暮光之城》（*Twilight*）系列。美國桂冠詩人麗塔・多夫（Rita Dove）經常在凌晨工作，她發現夜晚的神秘和混亂是寫詩的必要條件。[15]被《格蘭塔》文學雜

⓬譯注：風琴音樂（bals musettes）是一種法國器樂和舞蹈風格，風行於一八八〇年代的巴黎，最初以風笛為主要樂器，之後被手風琴所取代。

誌選為「最佳英國青年小說家」的A・L・肯尼迪（A.L. Kennedy）喜歡在夜裡創造「暗黑角色」，她靠著一盞昏暗的金色檯燈照明，宣稱寫作過程迷幻而激烈，「你可以挪用夜裡的氣氛」。

別忘了還有二十世紀重量級女作家、不眠的珍・瑞絲（Jean Rhys），她在夜裡寫下《夢迴藻海》（*Wide Sargasso Sea*）這樣一本充滿了光明與黑暗意象的小說。事實上，瑞絲認為自己白天是一隻寵物犬，晚上則化身為狼，黑暗讓她拋棄了來自外界的期待，這種幻覺般的狼性出現在她的大部分作品中。「瑞絲每晚都寫作，」她的傳記作家提到，「有一次，她在早晨聽見杜鵑啼鳴，才意識到自己寫了整晚，而且連續好幾個晚上。」[16]

至於我們為何在晚上能夠成為有創造力的狼，而非受到限制的寵物犬，還有一個原因：**疲勞迫使大腦巧妙地重新建立了迴路。**

根據安德魯・塔布斯的研究，「睡眠剝奪會增強不同腦區的連結性；通常大腦會平衡局部和全面性的連結，但隨著某些區域變得疲乏，全面性的連結會被增強，讓其他區域得到補償。大腦會以不尋常的方式處理訊息，產生新穎的想法。」[17]

換句話說，疲憊的大腦就像一個經驗老到的司機，開車穿越到處施工的城市。

某條路開挖維修，他就會找另一條新路線，過程中不可避免碰觸到未知的所在。於是，解答、影像、想法從疲憊心靈的渣滓來到眼前，彷彿來自另一個世界。如同狼足不可預測的，寵物犬也應該在清明有序的日間受到保護、檢查和梳理。

我買了一個狄更斯式的維多利亞燭台和一支蜂蠟蠟燭。晚上醒來時，我會點燃蠟燭，把枕頭拍鬆，把羽絨被拉到下巴，然後手寫創作，拒絕螢幕強光和單調的鍵盤聲。夜晚需要一種**「身體力行」的寫作**，我想感受手的移動，拇指和食指握筆的力道。我想聽見筆落在紙上的摩擦聲，書頁翻動聲，我想在燭光下和夜間自我共享筆尖和筆記本的親密感，我想感受黑暗在周圍顫動，我們像孤兒般彼此相擁。

從搖曳不定的一圈光線中，我開始了「夜間淨化」，潦草寫下了那些害怕失去的記憶：父親把口袋裡的硬幣扔進海裡，把果皮醬攪拌進優格中，他笑著盯著自己的手指，大步走向海邊時，海風吹拂他的髮。我的記憶傾瀉在紙頁，粗糙而未經審查。幾個禮拜以來，我第一次感覺到胸口的巨石被移開了。

同樣的，這也是好幾個禮拜以來，我第一次感受到一度被悲傷壓垮的想像力正慢慢地復甦，我感覺它在升起、放鬆、向上，就像剝橘子皮，要緩慢且小心翼翼，才能完整剝下一整條螺旋——這是我的創意成就。

# 4 樂於接受的

我像聖特蕾莎一樣燃燒，我不再吃東西和睡覺。簡單來說，我欣喜若狂，我的身體沒有知覺，它已經不復存在。我的思想發生了奇異的轉變。

——喬治・桑，《我一生的故事》

幾個星期過去，我仔細檢視我的「夜間自我」，注意到她有一種不服從的傾向，也注意到她善於讓腦袋裡冒出創意。但她還有別的特質，其中一種我花了幾個月才確定：我的夜間自我經常靜靜漂浮在地平線上，沒有產出，但**很開放性地接受了一切**。

我很難理解她，因為她拒絕被理解和定義。我感覺夜間自我異常古老而原始，雖然她對我來說完全陌生。她對魔法、神秘、無法解釋或神聖事物感到很自在，當一貫多疑的「日間自我」只看見騙局和臆想，她卻瞧見了希望。我企圖尋找字眼來形容她——臉皮薄、容易受騙、好奇、思想開明？似乎沒有字眼能好好形容，最後我選擇了「樂於接受的」。

那是二月的一個霜凍之夜，凌晨一點半，我忽然醒來，渴望呼吸到乾淨冷冽的空氣。我跳下床，打開窗，天空陰沉沉看不到星星，也沒有月亮。我站在那兒瑟瑟發抖，耳邊傳來狗吠和貓頭鷹的呼聲，車聲漸止。我突然聽到一種奇怪的聲音而愣住了！沒錯，是鳥鳴，一縷音符劃開黑色的空氣竄升而上。距離黎明還有六個小時，為什麼會有鳥在深夜發出這麼嘹亮有活力的歌聲？

父親過世後，就不斷有鳥兒莫名其妙出現。白天，我知道那是巧合，但在夜晚，我猜是鳥兒前來拜訪，帶來了希望和可能性。在我看來，鳥兒是來拯救我們的，帶領我們進入連結兩個世界的維度，一個是我生活和呼吸的世界，另一個世界我無法言說，只知它包含了我父親的一部分，以及我們失落的東西。

與鳥兒的邂逅，是在父親去世一週之後開始的。當時我女兒在夜裡開車回家，興奮地講述她看見了七隻倉鴞！從那之後，目擊到鳥兒的情況變得更戲劇化，也更不尋常。父親葬禮的早上，我打開大門，一隻鷹從樹梢俯衝而下，尖尖的翅膀幾乎擦過我頭頂，然後爬升著消失在地平線。這是我第一次在臉上感覺到鳥兒振翅帶來的風。

三個小時後，我們開車前往火葬場，看見奇怪的景象。「一隻老鷹！」孩子指著窗外喊道。我從後座轉身，因為沒戴眼鏡，只看見一片模糊的棕色田野和光禿禿的樹籬。「很大耶！」他們喊，「是金鷹！就坐在那裡！」我只在希臘的班都斯山脈見過一次金鷹，而薩塞克斯田野絕對沒有機會看見金鷹。葬禮結束後，開車回家的路上氣氛低迷，但孩子們再次大喊：老鷹還在同一片田裡！「那是塑膠做的。」我訓斥他們。

但當我聆聽夜間鳥兒的顫音，我想起了那隻老鷹、倉鴞、鷹（之後還有更多），我的夜間自我低聲說：「那不是巧合，牠們是來安慰人心的。」我一直思考到深夜，我的思緒如同一個開放式的微笑。早晨來臨時，我把這些不合理的鳥事撇開，然後不自覺將手伸向筆電，在搜尋引擎輸入了「金鷹」和「薩塞克斯」，結果出現一個觀鳥論壇。論壇上有人說，在東薩塞克斯看見了一隻金鷹。原來，十年前有一隻金鷹從距離火葬場不遠的獵鷹中心逃脫了！在隨後的幾年，偶爾會有人看見牠的蹤影。

父親過世後的幾個月，鳥兒一次次來到我身邊。一隻鴨子在前門孵出了八隻小鴨，然後整窩鴨子就消失了，既沒留下一片羽毛，也沒有留下一根骨頭。知更鳥棲息在鏟柄上，藍冠山雀飛過窗前，杜鵑啼叫，鴿子來訪，田鷚振翅，燕子俯衝，畫眉從排水管中飛出來，數百隻椋鳥出現在小屋後方的樹梢上。午夜時分，看不見的鳥兒開始歌唱。鳥兒一直都在，只是沒被注意到？我那嚴肅的白日自我點點頭；我的夜間自我則不太肯定。

長久以來，鳥類一直與重大悲痛事件有關。作家萊曼（Rosamond Lehmann）失去女兒時，一隻鳥兒預告了悲劇。萊曼當時在懷特島度假，對遠在他方的女兒身體不適毫不知情。但就在她女兒過世的那一刻，一隻黑鳥闖進萊曼的落地窗，當場死亡。[1]

萊曼體驗過多次神秘經驗，使她深信女兒仍然在場，就和她在一起。她意識到，那隻飛來的黑鳥**就是**她女兒。「她不是派鳥兒傳訊息來，」萊曼寫道，「她就在**現場**。」萊曼的論調引來了旁人尷尬、迴避、嘲弄的回應，最糟的是，她的朋友將她逐出了社交圈。

我讀到不止一個類似的論述，鳥類一而再、再而三地成為死亡和復原的預兆。在白日，這一切顯得荒謬可笑，但到了夜晚，我察覺這與我過度的悲傷隱隱相關：誰說死者靈魂不能以鳥兒的形式出現？誰說鳥兒不會因為感受到我們的痛苦，作為禮物來到身邊？有何不可？我的夜間自我質問道。

此刻，我已不再將睡不著視為「失眠」，而是我的「甜蜜守夜」，一個用來沉思、反省和思考的神奇時刻。我喜歡影像不自覺地浮現在心上。我猜，這些影像有部分來自於我往往被外界干擾（或被日間大腦的高壓政府所阻攔）的想像力。有時，我的思緒遊走在無言的悲傷、寧靜的空虛，以及沒有開場白或解釋就出現的清晰影像之間。我把這些曲折的思緒想成一種不可知論的「祈禱」，不涉及上帝或神明，但當我以一種安詳的方式來體驗黑暗，幾乎自帶宗教感或神聖感。我找不到其他詞彙形容。

這不是什麼新鮮事。幾千年來，人們總是在夜裡祈禱。早期的神秘主義者習慣擁抱黑暗，幾乎不太睡覺。聖克里斯蒂娜（Saint Christina）、聖科萊特（Saint Colette）、聖凱瑟琳·德·里奇（Saint Catherinede'Ricci）和熱那亞的凱瑟琳（CatherineofGenoa）等虔誠婦女，都為了祈禱或照顧病患而放棄睡眠。加爾默羅會修女聖女大德蘭（Saint Teresaof Ávila）每晚只在稻草墊上睡四個半小時，聖加大利納（Catherine of Siena）每隔一天才睡下三十分鐘，她稱之為「償還睡眠債」。[2]

直到今日，基督教修女仍例行進行凌晨禱（有時稱「夜間守夜」），這是在午夜至凌晨三點進行的祈禱、朗讀和聖歌儀式，之後，她們會回到床上待三、四個小時才起床。事實上，凌晨禱被認為具有精神上的重要意義，是八種時辰禮儀中最長的一種。[3]有些修道會連續每三個小時祈禱一次，例如可憐的克萊爾·科萊廷斯（Poor Clare Coletines）遵循百年歷史的禮儀時辰，以及《舊約》中友弟德（Judith）的做法：「我在午夜時分起身讚美祢。」

「上帝時刻」並不專屬於修道士和修女。數百年來，睡眠與黑暗一直與精神和靈魂密切相關。夜晚是信仰、祈禱和思考上帝的時刻，我們的祖先藉由這些方法，在隨著睡眠與黑暗而來的脆弱之中保護自己。根據歷史學家漢德利（Sasha Handley）的說法，中世紀的人在月光下祈禱並閱讀文獻，尋求情感和精神慰藉，以和緩地進入安眠。[4]對他們而言，夜晚具有神聖意義。

多年前，我接觸到歷史學家艾基爾奇（A. Roger Ekirch）的研究，他發現了「雙相睡眠模式」（睡眠分兩個階段，中間有一至三小時的清醒）。不成眠的夜裡，在歷史上是祈禱、冥想、靈性沉思和夢境分析的熱門時段。對於艾基爾奇而言，分段睡眠這種行為既非失眠，也不是機能紊亂，而是一種自然而然的睡眠模式，源自於人類的遠古習慣。[5]也就是說，數百年、甚至數千年來，**我們開放性地面對夜晚，黑暗提供**

**了一座通往心靈或超維度的橋梁。**對許多原住民來說，夜晚是敬拜、滋養靈魂、緬懷逝者的時刻和場所。

或許我的不眠夜最後演變成神秘的守夜，本就無可避免，而我不再自視為「睡不好的人」，而是「擅於觀察的人」，也是無可避免的，畢竟身而為人，我們無法完全以邏輯思考，也無法完全理性行事。模稜兩可、悖論和矛盾才是自然狀態，何必去對抗？

我的日間自我還是有些懷疑：夜間起床的修女們，真的知道某些我們所不知道的事情？

有一個知名的實驗，研究人員以加州的僧侶和修女為對象，在他們睡覺時進行追蹤和監測，想了解他們會在夜間醒來，是否受到了生理方面的影響。這些生活在修道院的僧侶和修女，向來都在半夜設好鬧鐘以準時參加凌晨禱，他們的雙相睡眠模式已經延續超過千年。研究人員將他們的睡眠模式與其他睡了一整夜的對照組進行比較，發現了重要差異。首先，僧侶和修女的身體快速適應了夜夜甦醒的作息，他們的體溫在夜間起床之前上升了。6

第二，僧侶和修女的總體睡眠時間較短，每晚少了近一個小時。這是否因為他們在凌晨誦經，身體保持在一種深度休息的狀態？而比起「正常」睡眠的控制組，前者經常出現入睡前的幻覺。彷彿在兩次睡眠的空隙有一扇通往心靈境界的門，這個境界不帶批判，而屬於接收者的境地。

就像我那個樂於接受的「夜間自我」。

一年春天，我認識了艾莉森，她是一名整骨師兼薩滿實踐者，空閒時會舉辦黑暗靜修。參加靜修的人與訓練有素的引導者會共同生活約五到十天——處於完全的黑暗之中。她的靜修活動以「午夜太陽的朝聖之旅，與自身的光輝相遇！」為訴求，場場爆滿。我好奇的是關於重新學習黑暗的課題。

「黑暗之前人人平等。」艾莉森說，「當你看不到別人，你會以不同方式了解他們，不帶批判，因為你無法看見別人的姿態、臉部或肢體語言，所以你會更仔細傾聽，說話的**內容**就變得很重要。」在黑暗中，不同的感官以不同的方式被強化了，嗅覺和聽覺變得重要，對身體的知覺更敏感，多數人都會重新建立與身體的連結。

「這對女性來說特別具有解放意義，」她補充，「女性不再透過他人眼光來看待自己，得以重新擁抱黑暗。但男性通常沒有這種需求。有些女性來這裡是因為對黑暗感到恐懼，這些人來參加黑暗靜修會有幫助。」

艾莉森猜測，無論是自我保護或者是為了生產，從前的女性撤退到最黑暗的地方（亦即洞穴）是很正常的，但我們對黑暗的恐懼，其實是現代的產物。「很多人被黑暗深深吸引，」她說。「我們可以改頭換面再度出現。在子宮般的黑暗中放下自我，重獲新生的觀念由來已久。或許，黑暗所帶來的迷失感，正是它吸引人的原因。」

一九九〇年代，賓州大學的研究人員針對一群修女和僧侶，掃描他們的大腦，發現他們在祈禱時，大腦前方稱為「後上頂葉」的小區域會安定下來。這個特定的腦葉在導航時扮演重要的角色，這讓研究人員想到：靈性交流的體驗，是否必須消除空間的感知才能達成？換句話說，有點像處於黑暗中。

或許，只有當疲憊或緊張的眼睛和邏輯線性的大腦接受了挫敗，降伏於黑暗中慣常的不安，我們才能找到想尋求的東西。**我發現，夜晚送給我們最棒的禮物，就是那些未被看見、難以理解和未知的事物。**

艾莉森認為其中一個「未知」直接來自於松果體，這是由黑暗所激發。帶領黑暗靜修活動二十年後，她注意到多數參加者都對自己或生活有了驚人的領悟。「黑暗意味著朝內看，這種深入內心的探索是很重要的，這就是來參加靜修的原因。但長時間的黑暗也帶來了一種感知的變化，我們得以遇見黑暗的靈魂。」她停頓了一下，「有些人認為知覺的改變是由松果體分泌 DMT 所引發。實際上，沒有人能確定。」

* * *

幾個月來，我閱讀各種關於 DMT（N, N- 二甲基色胺）的論文。DMT 又稱「靈性分子」，是一種迷幻化合物，由體內的松果腺、視網膜及大腦中的酶合成。[13]事實上，所有的哺乳動物和植物都會生成 DMT。精神病學家斯特拉斯曼（Rick Strassman）長年研究合成 DMT 的效應，認為 DMT 普遍存在於自然界之中，但它的生物功能仍然是個謎。

使用實驗室製造出的 DMT 的人表示，它具有無與倫比、高度視覺化和消融自我的效應。DMT 可能在瀕死經驗、神秘幻象、靈魂出竅、精神病及夢境等現象中扮演了一定的角色。有些人把它形容為**創造力的神經化學催化劑**。二〇一八年，倫敦研究人員將 DMT 注射到十三名志願者體內，然後測量他們的腦電波，發現腦電波中的 $\theta$ 波出現了異常尖峰，與做夢時的腦部變化類似。研究員提默曼（Christopher Timmermann）形容這種經歷為「睜著眼做夢」。[7]

研究推測，內源性 DMT（隨壓力增加的分子）在身體和大腦，特別在夢境中，扮演著重要角色。因此，DMT 是否為晝夜節律的成分之一，促成了變化的「夜間白我」？我訪談相關的研究人員，他們認為 DMT 很可能遵循著晝夜節律，在夢境和入睡前發揮作用：「它是人體自帶的迷幻物質，塑造我們看待世界的方式，影響我們對時空的感知。」[8]

我常想，我那些夜晚清醒的時間，似乎流動得很緩慢，它漂浮而過，而非具體滴答作響、一分一秒地經過。我把它視為**黑暗時光**。此時，我對空間的掌握感也大不

⓭ 譯注：DMT（N, N- 二甲基色胺）是一種色胺類致幻劑，可以實驗合成或從植物中提取，在部分領域當中，被認為是一種可以開啟人類潛能的物質。

同，但並非我以為的那樣。艾莉森深信，某種化學物質促成了人在黑暗中的大腦接受度變高，無論他體內是否有「自體迷幻劑」——這個觀點相當合理。當我在浮沈在半夢半醒的邊界，就像處於一個朦朧境地，這個地帶如夢境般奇異，而我卻是清醒的。

有天晚上，我遇到一隻戴著綠松石色項圈的暹羅貓。牠一下就消失了，取而代之的是一隻溜進陰影裡的黑貓。還有一晚，希臘教堂和巨大青銅鐘的畫面清晰閃現在我的眼前。與作夢不同，這些影像沒有不合常理的敘事，就只是作為畫面出現，不帶任何意義。以前我不會當回事，轉頭就忘了，現在我回想那些畫面，它們從哪裡來？為什麼會出現？

在半睡半醒時會看見東西並不希罕，所謂「睡醒幻覺」，指的是從睡眠中醒來時出現的幻覺，而「入睡幻覺」則指進入睡眠時出現的幻覺。有百分之八十六的比例，這些與睡眠相關的感知是**視覺性的**，特點是具有移動的形狀和顏色，或者動物和人。重點在於，女性更容易經歷這種「類幻覺」，一如失眠者和睡眠碎片化的人。[9]我的睡眠感知成為了一種慰藉，向我暗示了平行宇宙和另類現實的存在——也許我可以在那裡找到我父親。

當然，我沒有找到他。然而在這個過程裡，我不再把夜晚視為一段**時間**，**而是某個**擁有地理位置和形貌的**地方**。最終，它幻化成一個**伴侶**，一個我渴望相伴的朋友。

我的夜間自我不會積極尋找某種機制來解脫，但到了白天，我仍渴望找到解釋。科學一定能解釋黑暗、夢境、死亡，還有我偶爾在夜裡聽到的奇怪呼吸聲，對吧？

事實上，科學能解釋的東西很有限，就連研究人員也無法確定，只能靠猜測。但我的夜間自我傳達給我的訊息一如午夜陽光般清晰：**神秘意味著可能性，而可能性則意味著希望**。我父親從未離開，他只是去了別處；而「上帝時刻」就是我通往那神秘彼岸之地的通道。

# 5 憤怒的

心中的猛獸在夜半喚醒了我，那是恨。

——路易絲．布爾喬亞，一九六四年[1]

父親過世的六個月後，我仍無法入睡。日子依舊忙碌，夜裡甦醒成了我休息和放鬆的時刻。到了現在，我已經對那個（待在室內）「夜間自我」非常熟悉了，她那樂於接受一切的思維，偶爾的叛逆，豐富的想像——沒什麼可再挖掘的了。但隨著冬天轉春天，然後是夏天，夜晚變得短暫又明亮，我意識到我錯了。

我第一次感受到悲傷化作了難以承受的憤怒。

我開始氣憤醫生沒有注意到父親心臟日漸衰弱。我對那個老是叫我「要放下」的女人感到憤怒。我氣爸爸把心臟病症狀誤認為胃灼熱。我對每一個購買小狗來養的人都很生氣。政客、糟糕的網絡和漫長隊伍令我滿腹怒火。我氣鄰居的狗在半夜十點狂吠，孩子在淩晨兩點用力關門，飛機在淩晨四點轟鳴而過，馬修的呼吸聲太吵，我氣自己再度無法成眠。我對不公和死亡憤怒不已；就連我的**憤怒**也讓我生氣。

一開始，我以為這些突如其來的夜間怒火，象徵著我已經順利進展到庫伯勒—羅斯（Elisabeth Kübler-Ross）「悲傷五階段」的下一個階段（否認、憤怒、討價還價、沮喪和接受）。我慶幸自己白天成功壓抑住憤怒，卻不解為何一到了夜晚，情緒就失控。然後，我發現了雕塑家路易絲．布爾喬亞（Louise Bourgeois）的憤怒不眠夜。我想如果有人懂得如何將憤怒和失眠結合起來創造出藝術，那就是她了。

一九九八年，《每日電訊報》批判了布爾喬亞新作在倫敦的展覽：「我受不了布爾喬亞的憤怒，一直是那麼強烈！」評論者指責布爾喬亞「像品嚐陳年美酒般，在舌尖反覆品味，享受她的怨恨。」

他確實察覺到布爾喬亞的憤怒，但有必要這麼厭惡嗎？

「的確，我利用了憤怒。督促我創作的，就是這股憤怒！」布爾喬亞說，她花了大半生把沸騰的憤怒化為雕塑、裝置藝術和文字，在她過世的前幾年，高齡九十八的她還沉浸在把兒時那個該死的女家教脖子扭斷的血色幻想！年齡並未讓她變得溫和。

布爾喬亞一生夜不成眠，**她清醒並憤怒著**。她的人生被失眠左右，從二十五歲開始、也就是她母親去世四年之後，從未擺脫。[2]

一九九四年，她利用不眠夜創作了兩百多幅畫作，其中有些附帶了文字，她稱為「失眠畫作」。一年後，這些作品在巴塞爾藝術展展出，旋即被某瑞士收藏家族收購。我凝視這些焦躁不安的畫作，好奇這些「憤怒的夜晚自我」源自何處？我曾在蘿拉·切瑞塔的作品「怒火中燒」中瞥見蛛絲馬跡，也在夜裡感受過她的怒氣。她究竟是從哪來的？

憤怒似乎有自身的晝夜節律。研究顯示，憤怒在「傍晚至清晨」最顯而易見，而高峰顯然是凌晨兩點[3]。此外從實驗得知，老鼠的憤怒和攻擊行為具與人類相似的節律：在燈光熄滅之後的一小時，老鼠展現的攻擊力最高。[4]

為什麼黑暗與憤怒有關？因為我們累了？因為前額葉皮質正為入睡做準備，放鬆了虎頭鉗般的控制？還是與演化有關，高漲的怒意是為了保護人類免受掠食者的侵害？而且，這跟性別無關，因為女性與男性身上的憤怒都是普遍存在的，而且程度一樣強烈，[5]只不過女性更擅長隱藏罷了。

無論如何，我的夜間憤怒突然變得合理了不少。在黑暗籠罩下，我可以躺在床上怒火中燒，不必羞愧，也無需道歉。

但隱藏憤怒不意味著釋放憤怒。女性通常更善於在天亮後運用並轉化這股憤怒，而非透過愚蠢的衝動或攻擊來發洩，這或許可以解釋，閃耀著無名怒火的，並非布爾喬亞的失眠畫作，而是她在疲憊日子裡創作的裝置作品「密室」（*Cell*），她稱為「紅色房間」。在我看來，這才是她最狂怒的作品。

布爾喬亞說，她創作失眠畫作，是因為極度需要內心的平和、休息和睡眠。這些畫作來自於潛意識，有些則是亟待解決的問題，或者作為抹去負面記憶的手段。換句話說，**創作是一種自我鎮定的方法**：「對我來說，睡眠的狀態等同於天堂。」她說，「但睡眠偏偏是我永遠無法抵達的天堂。所以，我的畫作就像被誘哄著搖動或撫摸，是我尋求平靜的方法。」

布爾喬亞在床邊準備了圖紙、廢紙和稿紙，以便在「心理和生理抽搐時刻」醒來時就能隨手塗畫。她愛用樂譜紙，「五線譜讓人感到平靜，有一種節奏感。」她解釋。如同她會使用手邊找到的任何紙張，她也用鉛筆、鋼珠筆、紅色簽字筆、粉紅色墨水、炭筆筆芯、藍色原子筆等各種畫筆作畫。她的畫作元素——時鐘、時間、相連的形狀、房子、河流與漣漪、螺旋、漩渦、迷宮、鞋子——使用的參照物有星辰與星座、寂靜與等待、白天與夜晚。

當代重量級女藝術家路易絲・布爾喬亞的故事廣為人知：她的父親渴望有個兒子，卻生了個女兒。布爾喬亞在青少女時期便成為母親的照顧者。她母親在西班牙流情期間染上了肺病，布爾喬亞終日照料，準備餐食，記錄約診和藥物，因此錯過了就學。而當母親日漸衰弱，父親卻跟女家教搞起了外遇，這位女家教只比布爾喬亞年長幾歲。這段不倫戀持續了十年，布爾喬亞的父親並不隱瞞，公然帶著情婦四處招搖。布爾喬亞不解母親為何總睜隻眼閉隻眼。

布爾喬亞的童年與一個「女性織工隊」相熟，這個組織是她母親僱用來負責掛毯修復的家族事業。由於修復掛毯需要繪製輪廓，滋養了布爾喬亞萌芽的藝術才華，她也建立了許多伴隨著一生的理念：女性身體、母性和權力。

母親去世後，布爾喬亞悲痛欲絕。她在索邦大學攻讀數學，渴望數字帶來的清晰和確定性，她形容數字是可靠、恆定、安全的：「數字不會背叛你」。然而這還不夠，一年後她進入了藝術學院。

布爾喬亞父親惡毒又和殘忍，始終對女兒漠不關心。他奚落她，嘲笑她的感受，包括母親去世帶來的悲傷。他迫使布爾喬亞成為自己出軌的共犯，同時在外人面前又把她捧為掌上明珠，賦予高度期望。然而，害羞、自我懷疑和困惑的布爾喬亞在這股痛苦、羞辱和憤怒的旋渦中，藉由創作藝術「重新掌控了過去掌控了她的事物」。[6] 但也因此開始失眠。

布爾喬亞的憤怒在父親去世後清晰浮現，逼迫她面對多年來求而不得的父愛。父親的過世讓她再也沒有機會說出內心的想法，她陷入憂鬱，退出藝術圈，展開長達三十五年的療程。這時，布爾喬亞開始用「混亂的英法雙語」寫日記，其中的暴力色彩令人震驚！「她的指控與自責、祈求與自我安慰、懷疑與嫉妒、復仇幻想、憎恨與自我憎恨，如同漩渦般讓人難以承受。」策展人庫斯特（Ulf Küster）讀了日記之後深受衝擊。布爾喬亞自言，到了夜晚，她常擔心自己會對丈夫和兒子施暴，「我碰過的東西都被我弄壞，因為我很暴力！」她寫道，「我毀掉友情、愛情，也毀了我的孩子。」[7]

布爾喬亞晚年要求旁人將日記內容讀給她聽，以保全她的記憶：「對我來說，回憶很重要。」她拒絕助眠藥物，害怕一旦睡著，就會消磨掉記憶，鎮壓住憤怒。於是她寧可屈服於失眠，讓失眠成為創作的靈感來源。

因此，我認為欣賞布爾喬亞失眠畫作的最佳時機，就是選在一個精神脆弱敏感而不穩定的不眠夜。對了，一定要開燈；因為布爾喬亞總是亮著燈。還要打開收音機；布爾喬亞經常收聽談話節目排解寂寞。如果她餓了或渴了，她會泡杯紅茶或吃一片單包裝的卡夫起司片，然後，趁著周遭的紐約正在沉睡，她素描、塗鴉、書寫和回憶。

布爾喬亞的失眠畫作原本沒打算公開。我望著它們，彷彿窺探到布爾喬亞純粹的內心世界。我看見的是**她的**夜晚與黑暗，**她的**夜間自我，而非**我自己**的。一位評論家形容，這些失眠畫作就像精神病患的強迫性素描[8]；也有人說，這些畫作私密、純真而可愛。這就是我喜愛它們的原因，它們從不裝模作樣，試圖表現什麼工藝技巧。看著她的畫作，我想我也可以在夜裡塗鴉，用原子筆畫出幾個螺旋，記下那些在邊緣大腦裡游蕩、未經雕琢的詞句。

布爾喬亞年幼時，某天晚上，一家人在花園晚餐，夜色黑到看不清彼此的臉。她父親為了教她克服恐懼，使喚她進屋拿東西。

布爾喬亞知道，身為女孩，她一直是父親失望的源頭，遂鼓起勇氣穿過了黑暗。由於密佈的林蔭在小徑上形成了隧道，天光一丁點都透不進來，她不免焦慮起來：

「我無法辨識方向，差點因迷路而害怕地尖叫。」但最終，她在樹冠間找到了空隙，她開始研究起天空，「我確定了月亮會從哪裡出現，太陽會從哪邊升起。我利用與星星的關係來確認身處的位置。然後我哭了起來，我知道我做對了。」

布爾喬亞從未忘記對黑暗的恐懼，她在夜裡總是打開數十盞燈照明。在失眠畫作的註記中，包括日記摘錄、回憶、沉思、清單，都可以看出她嘗試克服對黑暗的恐懼。「我獨自一人時在夜晚會害怕，」她寫道，「藝術家整夜都感到害怕。」

布爾喬亞宣稱，她強烈的憤怒就源自於恐懼：「憤怒是我保護自己的方式。」但是，我懷疑夜裡那刺眼的光源，或許令她的心情變得更差了。布爾喬亞還不知道現代人熟悉的常識：亮光會抑制體內褪黑激素的生成。此外，**明亮的人造光會使我們趨向負面情緒，**[9]**加劇情感反應，**[10]就算睡眠充足也一樣。

我本能地知曉我的眼睛在夜晚偏愛靛藍的幽暗，甚至打開冰箱時，不意掃見刺眼的白色燈光，都會不禁惱火。雖然如此，我還是花了兩天閱讀許多包含統計結果的研究，終於決定訂購大量的蜂蠟蠟燭，並將 iPhone 調整為「紅光模式」。從現在起，當我的夜間守夜需要照明，我只利用蠟燭或紅光。不然，**要怎麼防止我的夜間自我陷入暴怒？**

一天晚上，我在床邊放了一疊紙和幾支筆，希望或許能藉由塗鴉和隨筆，從憤怒走向平靜。當我在凌晨兩點二十五醒來，我伸手拿紙筆，打算仿效布爾喬亞風格的螺旋圖案隨興畫點什麼，讓自己慢慢回到夢鄉。我最近讀了一些輕鬆讀物，我開始在黑暗中信手塗鴉。筆劃過紙張，令人舒緩的聲音消失在鵝絨般的虛無中。我打開燈，發現白色的羽絨被套上沾有黑色筆劃的痕跡。

我點了一根新買的蠟燭，漫無目的的思緒飄回往昔。小時候我很愛畫畫，但覺得著色畫就令人昏昏欲睡。著色跟沉思一樣不太需要思考，筆一動，眼神跟著動，就這樣，我回到了童年的確定感和安慰時光。回到渴望已久的過去讓人深感平靜，提醒著我們從何而來，是什麼成就了我們，在不安的黑暗中帶來片刻的安慰。

布爾喬亞從未擁有這些。建立家庭後，她再次感到憤怒。她對照顧小孩和家務感到憤怒，也憤怒藝術界對她的忽視。「我不害怕暴力，」布爾喬亞說，她透過表現「攻擊性」找到了慰藉。在一個不允許女性表達憤怒的時代，光是承認憤怒，就需要勇氣。就連在現代文化中，男性的憤怒會被視為堅強、果斷和權勢，而女性的憤怒往往被視為不理性、刻薄、或者不具備女性特質。[11]

生命的最後階段，憤怒和失眠成為布爾喬亞的生活常態，它們是一對忠實且極具生產力的夥伴，融合成她那充滿怒火的「夜間自我」。然而，她的失眠畫作最終顯得異常寧靜，彷彿她的手反覆畫動，最終將憤怒的銳角給磨平了，變得柔和，去除了痛楚。

沒有一種意識，能跟我們的「夜間自我」競爭。沒有人挑戰、安撫、支持、質疑和解讀她，於是她成為一位自負的女伶，自由自在，有時激烈穿梭於清醒的意識當中。

研究顯示，睡眠剝奪可能是部分原因。睡眠不足的男性通常變得有攻擊性，而女性則情緒不穩、更加焦慮。顯然，無論男女，在過度疲勞的狀況下，都容易感受到敵意和憤怒。[12] 科學家認為，人在過度疲勞時，大腦中負責抑制杏仁核活動的部分會受到損害，使得情緒失控，表現出憤怒。與此同時，大腦中負責「控制」的前額葉皮質則處於休眠時段，進一步加劇了夜裡產生的憤怒！換句話說，情感沒有改變，**改變的是我們控制情緒的能力**。

白天裡小心壓抑的情緒，到了無法入睡的夜晚，就像野馬一樣失控，無所顧忌地湧現出來，甚至超越了疲勞與困倦。這時，夜間自我處於憤怒的失控狀態。然而，布爾喬亞成功將睡眠剝奪轉化為創意成就，因為**睡眠不足帶來煩躁和憤怒，會讓人變得不在乎**。在布爾喬亞的時代（今日也是如此），憤怒被視為一件不好的事：女性應該謹守溫柔體貼的美德。但對布爾喬亞來說，睡眠不足讓她增添了自信，她才不在乎別人的看法。

她沒有遵循藝術界的傳統典範，而是隨心所欲地使用布料、金屬、羊毛、木材等任何材料進行創意實驗，我們怎能不愛她的實驗精神、循環利用和反傳統的勇氣？我覺得她不斷重塑自己的物品，Pucci 襯衫、Channel 洋裝、母親的裙子、丈夫的襯衫，就像她不斷利用創意來重塑她內心的恐懼、憤怒、悔恨和失眠。

幾個月後，我在泰特美術館參觀布爾喬亞的展覽，我在其中尋找憤怒，卻一無所獲。取而代之的，我在她的手印作品中看見了溫柔，在縫紉刺繡中看見了耐心，在雕塑中看見了堅定，在她的裝置藝術裡看見了悲傷。她的話語浮現腦海，我乍讀時覺得誇張煽情，此刻卻感覺非常合理。她在母親去世六十六年之後寫下：「**我每天都在想**

念她。」

**喪親的壓力不曾消失，只是改變了形式。我開始意識到，悲傷或許有個明確的起始，卻沒有界線清晰的結束。**如果你期待它會結束，那你就錯了。我現在知道了，我會永遠思念父親——這樣也沒關係。

走出畫廊，我置身於一個燈光雕塑和裝置藝術的展覽，耀眼的光芒照亮了利物浦港口。好幾百盞狀如百合的燈漂浮水面，一束束紫丁香色、檸檬色、橘色的燈光在成群燈泡下閃爍，燈泡的形狀和大小各異。從黑暗的工業角落照射出翠鳥般的耀眼光芒，燈光躍動交織，忽明忽暗。人群從黑暗中湧現，指指點點，驚嘆連連；我們加入了陰影中的愉快人群。我永遠記得這一夜，從布爾喬亞的隱喻黑暗中，走進了利物浦的霓虹光輝，那光芒就像螢火蟲般輕盈閃爍。

在夜間作畫，對緩解布爾喬亞的失眠有所幫助嗎？她後來終於能夠睡著了嗎？看來是如此。「我仍在努力克服失眠，而且已經克服了大半。」「我不斷畫著畫著，直到平靜下來。失眠原來是可以克服的。」她用振奮而樂觀的口吻說。

於是，布爾喬亞帶領我重新發現憤怒與悲痛的無形，一如她將生活中的一切做了改變，從舊衣服到童年情感，從不需要的盤子到洶湧的回憶。布爾喬亞是位不眠不休的蛻變大師，**她的夜間自我既是怒火的孵化器，也是無窮無盡的創作燃料**。

夜復一夜，我也開始畫起來。我喜歡那種動態的緩慢感，還有夜間自我拒絕評價或排名的態度。鉛筆似乎吸收了怒火，我把想法淬煉成非常微小的圖案，就像緊緊蜷縮的種子藏身在冬天被褥的溫暖中萌芽。窗簾將燈光隔絕在外，我全身每一寸都結晶成某種微小而可控的東西——只給我自己看。

如同死皮在午夜時分最容易脫落，我的夜間自我在凌晨三點釋放怒火也最有成效，從鉛筆到紙上。隔早醒來時，我感到平靜和淨化，而且沒錯，我還是有點疲憊，但**我期待在下一個夜晚，就能陷入深沉且氣力放盡的睡眠**。當然，睡眠不足日復一日的累積，危險就會隨之而來。我就要得到教訓了。

# 6 反芻思維

必要時我可以徹夜不眠，冰冷如鰻，沒有眼皮，任由黑暗如死寂的湖水將我籠罩……

——希薇亞．普拉斯，〈動物園管理員之妻〉

有的時候，我的守夜會失控。連續幾晚沒睡覺讓我易怒而遲鈍，眼睛酸痛，腦袋吃力。我靠咖啡、短暫小憩，以及法國哲學家韋伊（Simone Weil）的語錄過活。韋伊享受被剝奪睡眠的疲憊，「我精疲力竭，」她寫道，「但我在其中找到被淨化的感覺。」

我沒有因失眠而被淨化，但我喜歡韋伊的名言：「在疲憊的最深處，我遇見了沒有別種方法能帶給我的喜悅。」韋伊在睡眠不足的高峰寫下了這段話，據後來的傳記作家說，她終身維持著繁忙的行程，每晚很少睡超過三小時，偶爾趴在桌上休息。[1]

我從來沒領教過韋伊所謂「疲憊深處的喜悅」，只注意到我的「夜間自我」越來越傾向於**反芻思考**。到後來，我告誡自己必須在憂思漫成疑慮、毀滅、遺憾和懊悔前打住。我了解到，一旦展開反芻思考，我就必須用力控制住我的夜間自我，因為過多的黑暗、不眠和絕望，會讓人失去理智。

希薇亞·普拉斯（Sylvia Plath）的故事最能體現當一個人過度承受了疲勞、黑暗、藥物和情感毀滅性，可能會發生的悲劇。然而，普拉斯在無法成眠的夜晚，創作出與過往截然不同的詩篇，她形容就像「在火車隧道或上帝的腸道裡寫作」，而所有評論家都同意，那是她畢生最好的作品。洛威爾（Robert Lowell）、史蒂文森（Anne Stevenson）等大師高度評價為「非常成功、撼動人心」。標題為《精靈》（*Airel*）的詩集在十個月內賣出了一萬五千本。

普拉斯的丈夫（詩人泰德·休斯 [Ted Hughes]）認為，普拉斯的這些詩作呈現了她的真實自我。真是如此？對我而言，《精靈》中的詩篇就像夜間自我搖搖晃晃地走在鋼索上，散發著不羈的璀璨，而那些怪異、缺損而眩目的事物，就在長篇夜曲中被鍛造而成。

休斯在一九六二年夏天形容自己的處境：「自那時起，婚姻、房子，以及希薇亞等一切，好像都走入了死胡同。」[2]當時，休斯和二十九歲的普拉斯搬進了夢想家園不過才七個月，那是一棟以蘆葦為屋頂的房屋，位於綠意盎然的德文郡。

三個月前，普拉斯剛生下第二胎尼古拉斯。生產過程並不順利，經歷十五小時劇烈的痙攣和陣痛，她才在午夜順利生下孩子。過了十多天，普拉斯才開始分泌奶水，孩子整晚哭嚎，辛苦的母親高燒不退。[3]連續的失眠夜迎來了普拉斯短暫生命的最後一年——這種情況對多數母親來說並不陌生。

事實上，她前兩年的生活並沒有過得多輕鬆。普拉斯的大女兒因腹絞痛經常哭鬧，讓她餵了十個月母乳。接著，普拉斯懷二胎時不幸流產，緊接著又因闌尾手術住院。普拉斯形容那個冬天充斥著流感、瘴氣和破產危機，孩子因為長牙而整夜哭鬧。

一九六一年春，普拉斯的健康好不容易有點起色，卻在此時再度懷孕。她依然堅持生活的常軌，每天整理丈夫的作品，寫詩，並完成了她的第一部小說《瓶中美人》（*The Bell Jar*），參加朗讀會，努力扮演妻子和母親的角色。她從倫敦搬到德文郡，她在那裡完全沒有親友。

一九六二年，普拉斯忙於家務和照顧幼兒的當下，休斯卻帶回一名在朗誦會上認識的年輕女子。這位女士穿著優雅，頭髮做了造型，睡眠充足，皮膚柔嫩有光澤。普拉斯見狀也設法穿上了束腰、絲襪和高跟鞋，但她是個正在哺乳的母親，胸部腫脹如氣球，加上睡眠不足，她的身上看不見一絲令人興奮的氣質、逃避現實的希望，或者異國情調。

他們的婚姻開始出現裂痕，連友人都注意到這對夫妻之間的緊張關係。普拉斯在日記中，潦草地抱怨她渴望擺脫哺乳的酸臭味、骯髒尿布、毛絮和親愛又邋遢的母職身分。同時，她在四月黎明寫下詩作，暗示她的憂鬱症再度復發：「我受到這黑暗事物的驚嚇。它一直沉睡在我體內。」

無須贅言，母職讓失眠更加難熬。近代的研究已經將產後睡眠不佳與新手母親的憂鬱症建立了連結。[4]普拉斯寫道，「我經常覺得在黑暗與寂靜裡哺乳，有一種靜謐的親密感，但即便如此，精疲力竭的日子令我崩潰和消融。我成了一個自己幾乎不認識的空殼。」

休斯的婚外情越談越高調。艾西亞（Assia Wevill）是當時著名的美女，不需肩負家庭責任，而休斯則聲稱被家庭束縛扼殺了生活，包括孩子、房子、花園和妻子……這一切都禁錮了他，限制了他的想像，使他無法繼續創作。另一方面，普拉斯擔負起所有的家庭責任，養蜂、賣水仙花、下廚、招待鄰居、哺乳，甚至還得維持她的寫作事業。與此同時，休斯還在滿腹怨恨的主張：「每隔十年就將生活徹底打碎，是一件好事。」[5]這正是他接下來做的事。

之後的故事無須贅言。經過很多個夜晚的無眠相對，休斯決定到倫敦與情婦展開新生活，留下心力交瘁的普拉斯。「我介意到瘋狂的地步！」普拉斯說，「我睡不著吃不下，哭到乾嘔，我無法想像沒有泰德的生活。婚姻是我的人生重心，我覺得自己又醜又蠢……我病了。」她的奶水斷了，整晚啜泣，健康每下愈況。除了舊病復發，她還差點死於流感。普拉斯開始大把大把吞下安眠藥。

普拉斯長期有失眠問題，從她的日記可見她對睡眠有著矛盾的情感，因為她總是對生活充滿渴望，以至於很多時候反而樂於犧牲睡眠。一九五一年，這個對生活充滿激情卻無奈支離破碎的十八歲少女寫道：「我很疲倦，不知為何就是不想上床。但明天就要來了。我發現無論多麼疲倦，多麼語無倫次，我也可以少睡個幾個小時而活得好好的。」接著她宣佈，「我想在接下來的三天保持清醒，把夏日繭子細細地織好。」一個月後她問，「為什麼我不睡覺，熬夜逼著大腦進行冷靜的思考？」

她不時在日記中抱怨：「我詛咒黎明！」又樂觀補充，「也有其他能夠早點歇息的夜晚，黎明不再如惡夢那樣充滿了警報、鈴聲和警笛。」沒過幾天，她又開始熬夜，「儘管我發誓要早點上床，但捕捉這個瞬間顯然更為重要。強烈的情緒變化，突如其來的心境轉折，我不願在睡眠中錯過這些片刻。」

四年後，普拉斯依舊主張：「我們真實生活的時刻只有一小部分，大部分時間都在睡覺。睡覺就像進入墳墓一樣！」然而，普拉斯態度逐漸轉變了，她意識到儘管她喜歡振奮地**生活**，但對睡眠仍有迫切的需求。

一九五三年她哭號：「我需要睡覺！」她描述地獄般痛苦糾結的夜晚，由於睡眠不足和神經緊繃引發的疼痛，以及三天三夜沒闔眼之後教書的困難。她的睡眠經常被可怕的惡夢打斷——喝下毒藥、失去母親、在精神病院追趕泰德、生下死嬰、在堆滿屍體的河裡游泳、畸形和死亡，死去的父親射殺一隻鹿，夢到用牙齒和雙手扯裂某個年輕的身體……她稱這些為「高燒之夢」，有如不安的夜間幽靈，被蛀蟲侵蝕的夜晚。[6]

普拉斯當然不知道現代人熟知的常識：**長時間的連續性失眠，會增加罹患憂鬱症的風險，削弱情緒韌性，使人越來越難以對抗生活中發生的變化**。當我們越是疲憊，越會覺得光是活著就很辛苦。

被休斯拋棄之後，普拉斯的失眠復發：「我屈辱的痛苦經歷，摧毀了我的睡眠。」然而，她開始利用失眠時間來寫作。她在安眠藥效退去的凌晨四點起床，瘋狂寫詩直到天明。普拉斯的這類作品自由、美妙，而且充滿了音樂性。她自言：「藍色黎明時分，一切都屬於我，我處於秘密而寧靜的風暴核心。」

後來她決定回到倫敦尋求支持，她需要一個能夠工作的環境。她帶著孩子搬到沒有裝修的公寓，沒有電、沒有煤氣爐，也沒有電話，「我們在燭光下搬遷進新居。」她泰然面對一切，粉刷地板、整理家具、寄出作品，跟朋友聚會、逛畫廊、看電影。

十二月，普拉斯開始對安眠藥上癮。當時寶寶感冒，天氣也變得嚴寒。不過，醫生沒有勸她停藥，反而開立了更多的藥物，包括促進食慾的補品和助眠的輔助品。隔年她服用起抗憂鬱劑（副作用包括失眠和嗜睡），以及不少治感冒的非處方藥。

普拉斯抵達倫敦不久，倫敦就迎來一百五十年以來最酷寒的雪冬。水管和池塘結冰，行人不時滑倒在危險的馬路上，北風日夜吹襲結冰的海面。一九六三年一月是英國有記錄以來最陰暗的月份，發電廠罷工，英國境內多處停電。倫敦地鐵陷入令人窒息的黑暗；嬰兒在燭光下出生；教堂禮拜在閃爍的燭光中舉行；劇院和電影院經常演出一半時陷入一片漆黑。[7]

在無盡的黑暗中，普拉斯在燭光下用冰冷的手指寫詩。她跟精神科醫生朋友描述說，她很滿意自己的作品，「這是我在瘋狂邊緣寫就的東西。」

雖然普拉斯在昏暗中創作了卓越詩篇，但她不斷受到羞辱：休斯推出了廣播劇《新郎的困境》（*Difficulties of a Bridegroom*），劇中充滿了對他們失敗婚姻的嘲諷。同時，休斯周旋在女人之間的風流韻事，也在文學圈中被大肆議論。《瓶中美人》被美國出版商拒絕出版，普拉斯和孩子接連病倒。「我女兒在夜裡醒來哭著要找休斯，就像一面無辜的鏡子，映照出我自身的失落。」[8]

一月二十八日到二月五日，普拉斯總共寫下十一首詩，一改過往的狂暴風格，反而充滿了絕望與無奈。她形容這些黎明時分的詩篇是「以鮮血寫成」。[9]她的最後一首詩〈邊緣〉象徵了夜間自我的絕望、孤立、渺小、被遺棄。

長期的疲憊、孤獨和病痛從她身上顯露出來，普拉斯瘦成皮包骨，每天頂著明顯的黑眼圈。在她生命的最後幾天，她的睡眠極為斷裂和不規律。她在晚上十點服用安眠藥，胡亂跟友人聊著過往，聊休斯，聊對《瓶中美人》市場反應的失望，到了午夜才堪堪入睡。四小時後，她因為尼古拉斯需要餵奶而清醒。安頓好嬰兒，再度展開嚴酷而艱難的一天。就這樣，她再也受不了情感壓力及失眠帶來的疲勞，大腦和身體瀕臨崩潰。[10]

她的失眠模式在最後一夜有所變化。那晚，她敲響了鄰居托馬斯的門，詢問他有沒有航空郵票。托馬斯躺在床上聽見普拉斯在地板上不停踱步的聲音，直到凌晨五點。這是普拉斯的最後一個不眠夜，而托馬斯是世界上最後一個見到她的人。

兩週後，《觀察家報》編輯宣稱普拉斯是當代最有才華的女詩人，她的過世是文學界無法估量的巨大損失。

研究推測，日夜節律可能會造成自殺行為。[11] 午夜到凌晨六點的心智極不理性，邏輯分析和風險評估能力極差，而在急性憂鬱症患者身上，這些特點都被放大了。[12]

睡眠研究員佩利斯稱為「額葉功能低下」，這是由於負責判斷和控制衝動的腦區血流遲緩、葡萄糖攝取不佳所導致。身體越是疲勞，憂鬱的大腦越難以運作，越會產生負面想法並付諸行動。睡眠剝奪的年輕女性若患上重度憂鬱，就會經歷強烈的額葉功能低下，[13]這些女性已經**不是她們自己**了。

歷史上研究普拉斯的傳記非常多，各自推敲了關於她自殺的原因。有人認為她患有躁鬱，有人認為她服用的多種藥物中毒，或抗憂鬱劑的作用不良，也有人推測她接受電擊治療，造成創傷後壓力症候群。

一位傳記作者克拉克（Heather Clark）將矛頭指向未經診斷的產後憂鬱。普拉斯的醫生則認為她遺傳了一種化學失衡而導致憂鬱症。丈夫休斯認為，她太過深切地挖掘創造力，釋放出連自己都無法掌控的情感；而普拉斯的母親則認為，她純粹是被冬天的嚴寒和黑暗給擊垮了。近年來的研究中，當代作家尼科森（Juliet Nicolson）認為普拉斯經歷了一場「大腦網路的災難性故障」，因為她將強烈的精神能量內化，卻無法藉由創作來抒解。[14]

我們永遠無法知道普拉斯在命定的最後一夜到底想了些什麼，但如同我提過的，**我們的夜間自我脆弱而不可測，黑暗並非永遠是一個可以提供安慰和獨處的地方。**在黑暗裡，我們的存在有如刀刃一般，精確維持著平衡，必須小心地不過度反芻思考和陷入絕望，否則就會跌跌撞撞步向瘋狂的邊緣……

某天晚上，我在凌晨四點甦醒。四周厚重又空洞，如同一袋漆黑，小屋發出呼咻呼咻和嘎吱聲。我的耳朵變得敏銳，我在警覺，並且保持戒備。我戴上耳機聽著普拉斯朗誦凌晨的詩作錄音，她的字句湧進我腦海，不受時間和光線的過濾。我聽見夜曲帶來奇妙的禮物：神秘、脆弱、憤怒、創造力、不確定性、波動性、危險和驚奇。

這些詩作簡潔而狂野，充滿了對黑暗天體的暗示——就像被一陣急促的字句捕捉到的夢境。**蠼螋餅乾……納粹燈罩……賤售的購物車……葉片上的蝸牛字跡……**裡頭充滿著夜晚的氣息，那麼原始、晦澀、惆悵，帶著對常規的漠視。我有種奇怪的感覺，彷彿**我的夜間自我**在聆聽**普拉斯的夜間自我**，彷彿我正在捕捉白天裡不曾留意到的暗示、節奏、聲音和影像。

聽完錄音，我摸黑下樓點燃蠟燭，做了一件從未做過的事：我寫下了一首詩的初稿。當然，我父親才是個詩人，我不是。但我父親已經離開了，而我還在這裡。比起我平日更擅長拿捏的散文，詩作更像來自黑暗世界的語言。我持續寫著，直到一抹金鏤般耀眼的曙光從地平線升起。

我從切瑞塔、布爾喬亞和普拉斯的作品中學到，寫作可以抹去憂思的夜間自我。因此當我聽見內心的聲音導向指責和懊悔，我踱步到書桌前，在搖曳的燭光下寫出奇異的詩篇。

但某天晚上，我感覺內心騷動不已，彷彿從床到書桌、從樓上到樓下的移動喚醒了什麼。小屋的牆壁和天花板不再像以前那樣令人感到舒適，我突然渴望**逃離**。我的夜間自我拉扯著我，催促我往外走，彷彿知道我已經在黑暗的室內耗盡一切可能，彷彿知道有比寫作更有力的方法，可以壓抑住無止境的反芻思考。

她輕輕推著我，帶著一種小心翼翼。我想離開臥室走出家門——但我猶豫不決，心裡充滿了困惑，究竟是什麼將我束縛在屋裡的磚瓦之內？

# 7 隱匿的

在浩瀚宇宙深處，天狼星為旅人引路，天才的光輝與疲倦的病弱平起平坐，一如星塵般脆弱。

——瑪麗・韋伯，《喜悅之春》

在不眠夜離開臥室幾個小時，象徵著我對黑暗及其可能性的理解出現了微妙的轉變。沒有待在床上，我深深感受到自身的脆弱。待在棉被底下給我一種安全感，所以當我走出臥室，踏入聖經般的黑暗，穿過走廊，摸索著下樓，我有一種彷彿被剝去外皮的赤裸，我變得小心翼翼。我想這是必然的，因為我既沒換衣服也沒打扮，又看不見東西，大腦因睡了一覺或睡眠不足而一片混沌。我們都帶著基因記憶——對掠食動物、有毒昆蟲、夜間攻擊者、墜落、火災的恐懼——這些無不加劇了人類的脆弱感。

歷史學家艾基爾奇（A. Roger Ekirch）在《夜幕降臨：夜晚的歷史》（*At Day's Close: A History of Night time*）中描繪了女性所感受到的脆弱，讀起來很可怕。工業革命之前，夜間的公共場所多為男性的聚集地，女性經常面臨生命的危險。她們面對喝醉男人的無端暴力，遭到拳打腳踢。書中講述令人震驚的暴行，並解釋黑暗讓無數的弱者變得強大，同時讓有錢人和宗教人士得以在不被看見的情況下，做出暴徒和惡人行為。

彷彿這還不夠似的，對咒語和巫術的恐懼（通常被認為在夜裡生效），讓每個在夜晚外出的女性被指控為女巫。如果不是女巫，那肯定就是妓女，她會被逮捕、搭訕、攻擊、指控……當夜幕降臨，女性被認為只能待在屋內，或在男性的陪伴下，才是安全的。難怪我在黑暗中踮著腳走路時，總是感到一股脆弱。

然而，脆弱感是同理心和同情心的基礎，那種原始而赤裸的感覺，讓我們能超越自我，去體會他人的感受。**當我們向內看，黑暗所引發的脆弱感可能令人難受，但向外看，它就成了探索人類體驗的一盞明燈。**我們感受到失去視力、孤獨、脆弱、迷惘與**身為他者的感覺**。

此外，黑暗的「匿名感」讓我們覺得被隱形了，雖然莫名地暴露在外，卻受到了保護。這有點像在帷幕落下之後獨自站在舞台上，有一種自由，彷彿黑暗賦予我們盡情想像的權利。此時危險的想法悄然出現，我們細細斟酌，慢慢嘗試，不受他人的目光審視。

艾基爾奇在《夜幕降臨》一書中，寫到了女性長期以來利用黑暗來避免恥辱、報復和批判。好比說，未婚媽媽經常在夜幕的掩護下遺棄嬰兒（以便在離開現場前，確認嬰兒被安全「撿到」）；女性在夜裡外出偷取柴火，以維持爐火能繼續燃燒，偷竊水果和蔬菜餵養孩子，在隱蔽的黑暗中乞討。夜晚是個躲藏和隱瞞身分的時刻與場所——**在夜裡可以隱匿**。

＊ ＊ ＊

少有女性比英國作家瑪麗．韋伯（Mary Webb）更重視黑暗帶來的隱匿性。二十歲那年，韋伯被診斷出自體免疫疾病「格雷夫茲病」（Graves' disease），她明白隱匿的夜晚有一種「公平」的力量，在夜裡，「天才與疲倦的病弱平起平坐，一如星塵般脆弱。」

對病弱且失眠的韋伯而言，這個領悟既解放人心又如此賦權，她發展出一連串大膽的理念，認為黑暗與大地是奮鬥、衝突與悲痛的必要元素。她寫道，「唯有憑藉根的勇氣，堅持承受苦難而不願死亡，花朵才能在光明中舞動。」黑暗如同土壤，是創造力與情感的萌芽之地。

韋伯最喜愛的比喻是睡蓮：「**每一片寬闊開展的葉子，那些純潔的花朵，都有一條長而搖曳的根深入黑暗。**」根、球莖、塊莖——對韋伯而言，這些都是人類精神的象徵。正如土壤對於植物的生長至關重要，黑暗可以穩定和專注思緒也同樣重要。「花朵越是嬌嫩美麗，果實就越甜美，與大地的結合就更為緊密。」

對韋伯而言，無垠的黑暗帶來寧靜與隱秘，以及「濕潤星光的清冷氣息」，這裡正是發現光明與康復的場所。當婚姻破裂、寫作受挫、病體衰弱之際，韋伯找到一種我們如今稱為「全然接受」的心態，將痛苦視為通往喜樂的途徑，將黑暗視為希望之地。[1]

凌晨三點，當我在屋裡悄悄地走動，總會想起韋伯的心境。格雷夫茲病造成她嚴重的顏面障礙，眼睛外凸、甲狀腺腫脹、雙手顫抖。她自認外表令人厭惡，所以經常身著高領襯衫，圍著圍巾，戴上寬邊帽來遮掩醜陋不堪的面貌。她積極尋找可以獨處的地方，而黑暗的隱匿性成了她的救贖，讓她不被看見，也不會去看見。

我喜歡黑暗讓我們得以隱身。白天，我在窗戶和鏡子裡，在鍋蓋和刀刃上看見自己的倒影。這提醒我得留意外表、在意許許多多該做的事——換衣服、梳頭髮、打起精神、修剪瀏海、修理眼鏡……而對韋伯來說，每個倒影都提醒著她死亡迫近。

自從發現黑暗是如此解放人心，韋伯開始對黑暗不再恐懼。夜裡，她待在森林觀察貓頭鷹、刺蝟和飛蛾，學會了透過氣味辨識夜間植物。她發現在黑暗中，連溪流的味道也不一樣了，夜的芬芳成為療癒的香氛，她鼓勵讀者擁抱陰影的魅力和靜謐的黎明。

韋伯的人生悲劇讓我反覆思量。當她摯愛的丈夫跟一名比她年輕二十歲的學生公然談起婚外情，她對自己外貌的厭惡達到了高點。她退回黑暗的庇護中，而她丈夫則選擇離開她。此後韋伯經常在夜裡寫作，後來成為暢銷作家，受到西蒙·波娃、韋斯特（Rebecca West）及英國首相鮑德溫（Stanley Baldwin）的讚譽。她的書籍大受歡迎，還改編成電影和電視劇。

美國著名抽象表現藝術家瓊·米切爾（Joan Mitchell）也需要隱匿，她認為**黑暗有助於消融自我**。一開始，她在美國和法國四處遷徙，從浪跡天涯的生活中找到一種隱匿感，但當名聲漸長，她作畫的時間變得越來越晚，彷彿在彌補已然失去的隱匿感，而且她的畫風也發生了變化。其實連米切爾自己也感到困惑，為什麼她的畫看起來更加「暴力」了！評論家指出，她的畫作充斥著更強的衝動和速度感，也有專家把米切爾的夜間畫作，視為一種憤怒的表達。[2]

近期，藝術史學家羅伯茨（Sarah Roberts）指出，「米切爾的畫作表現出大膽冒險的精神，是一場積極的探索和實驗。」米切爾嘗試翻轉、甚至旋轉畫布，從各種角度來作畫，以多個方向處理每一幅畫作。她甩動、彈出或揮灑顏料，創造出令人眼花繚亂的線條、碎片和水滴形狀。她恣意地將畫面糊成一團亂七八糟的色彩而感到解放，因為她擁有一個可以隨意揮灑顏料而不用擔心清理的地方。

我認為米切爾只是釋放了她的夜間自我：富有創造力、想像力、大膽、憤怒且脆弱。在隱匿的夜晚，她冒險讓自己變得更加脆弱，但她不在乎。很久之後，米切爾形容這批夜間畫作，是她所創作過最大膽的作品。

米切爾喜歡在夜晚作畫，她從工作室窗外迫近的黑暗中享受隱匿性和脆弱感帶來的啟發。她在微醺的狀態下藉著燈光創作，「沒有人能在不感到脆弱的情況下繪畫、寫作或創造。」[3]為了創作，米切爾拋開自我，接受一切。一九五七年，她告訴《ART news》記者：「我只要一察覺受到拘束，就立刻停止作畫。」為了「把自己交給自己」，米切爾每天傍晚就開始進行前置的準備，聆聽爵士和巴赫，閱讀詩篇和喝酒，由此慢慢進入「夜間自我」的狀態，正如戶外的光線從天空逐漸消逝。

米切爾從來不畫實景，她憑藉記憶作畫。「我隨身攜帶著風景。」她說。向內看（挖掘記憶）是一種私密的練習。要讓回憶完全屬於自己，不受到他人的影響或粉飾，就得在完全的孤獨中與回憶互動。對米切爾而言，夜晚提供了必要的隱私。事實上，她極重隱私，她的工作室永遠上著鎖，不讓人進入。「我在工作室找到充分的孤獨。我一個人就能滿足自己；我自給自足。」

她工作時，從工作室流瀉出來的微弱光線成了一種標誌：像燈塔的光芒……**警告：「夜間自我」正在運作中。**

我喜歡黑暗帶來的隱匿性。在我最悲痛的時刻，黑暗讓我忘卻外表，放下對自我的期望，如同韋伯所經歷的。**夜晚帶來的脆弱感令我著迷，我原本把它想成世世代代女性基因傳承下來的創傷記憶，但米切爾讓我看見其中的可能性。**的確，我的夜間自我感受到的脆弱與匿名感就像一種解放，讓我無論在白天或黑夜，都過著豐盛的生活。

然而，夜晚還帶來了另一種東西，那個東西和隱匿性或脆弱感一樣，顯然不是由大腦的化學物質、或由生理時鐘驅動的激素所引發。它來自黑暗本身，與隱匿性和脆弱感一道出現——它的名字是恐懼。

小時候我很害怕夜晚。我堅信床下住著奇怪生物會在我睡著時偷偷溜出來；而避開牠們的方法，就是留一盞燈。我的反應很正常。研究顯示，百分之七十五的兒童在四歲之後都會經歷夜間恐懼，而進入青少年階段，這個比例上升至百分之七十九。八歲之後，恐懼就比較具備性別特徵，對黑暗的感到恐懼的女性人數顯著上升了。[4]

或許是哀傷加劇了恐懼感，我讀到不少例子都表明，**突如其來的喪親，會引發人對黑暗的極端恐懼**。美食作家費雪（M. F. K. Fisher）的丈夫過世後，黑暗對她而言就從浪漫事物變成了陌生可怕的事物：「如今我害怕寧靜和黑暗，我的情緒和思維把過去夜裡所感受到的樂趣，變得難以承受。」[5] 瓊・蒂蒂安⓮通宵點燈，她自言在悲痛的黑暗中感到「動彈不得」。[6]

抽象繪畫大師波洛克（Jackson Pollock）去世後，其妻克拉斯納（Lee Krasner）在家裡沒辦法一個人睡，即便有愛犬相伴。經營咖啡莊園的布里克森（Karen Blixen）在破產後（這也是一種喪慟）變得害怕獨自過夜，不得不請求僕人的兒子陪伴她過夜。⑮

當然，會恐懼的人不限於喪親者。紐西蘭作家曼斯菲爾（Katherine Mansfield）晚上獨處時，害怕到把大型家具拖到公寓門口。「她不是害怕有人闖入，」室友貝克解釋，「她害怕的是夜晚，害怕黑暗中可能潛伏著東西。」就連習慣仰望星空、喜愛夜間散步的普拉斯，也不喜歡在家中獨自入睡。自稱「夜間守衛」的歌手瓊妮·米切爾（Joni Mitchell）經常等到太陽升起後，才能安心入眠。

這並不罕見。一項針對兩千名英國人的調查顯示，四成的人不敢於黑暗中在家裡走動，甚至每十個人當中，就有一個不敢在夜裡使用浴室。[7] 寫這本書的過程中，許多女性告訴我，她們獨自在家時，總有一種無法克制的恐懼。至於我自己，恐懼就像腎或肺等器官住在我的「夜間自我」裡，有時醒著，有時睡著，但始終存在。有件事我敢確定，它是那麼古老而原始，深深地刻在靈魂裡——我的恐懼，**就是**我。

⑭ 譯注：瓊·蒂蒂安（Joan Didion）為美國小說家、傳記作家、散文家，以《奇想之年》獲美國國家圖書獎，入圍普立茲獎及國家書評人獎。

⑮ 譯注：一九八五年榮獲奧斯卡最佳影片的電影《遠離非洲》（*Out of Africa*），便改編自丹麥作家凱倫·布里克森（Baronesse Karen von Blixen-Finecke）的生平故事，由梅麗·史翠普主演。

這些恐懼究竟從何而來？

一九七三年，專研兒童教育的匈牙利心理學家倫施堡（Jenő Ranschburg）確認了人類恐懼黑暗有三個原因。第一，黑暗讓我們感到孤立和疏離，就算身旁有人。光是待在黑暗中，就會把我們跟熟悉的環境隔離開來，讓熟悉瞬間變成未知。這會導致分離焦慮，尤其對兒童而言。第二個原因，是人類的想像力。想像力一旦被黑暗啟動，就會投射到周遭，自己嚇自己。第三個原因，是我們在黑暗中缺乏安全感，繼而引發一種天生的恐懼，比如摔倒、撞到東西，或被捕食的經歷。

幸好，近年來我們對大腦有了更多的理解，知道人類對夜晚和黑暗的恐懼，比想像中更為複雜、也更為簡單：**神經生物機制**正是造成許多人在燈光熄滅後感到喉嚨緊縮、極度恐慌的根本原因。

二〇二一年，大腦與心理健康研究員麥格拉森（Elise McGlashan）研究了黑暗對大腦杏仁核的影響，這個腦區通常被稱為「恐懼中心」。麥格拉森研究的是一群能夠捕捉光線的「感光視神經細胞」，這些細胞能夠調節體內的生物時鐘，讓身體白天保持警覺，夜裡感到困倦。

麥格拉森發現，一旦光線亮起，杏仁核就會進入部分冬眠狀態，就像輸入密碼可以解除警報，光線會關閉大腦的恐懼中心。當恐懼中心關閉，我們自然而然感到平靜。所以，讓我們感到恐懼的並非黑暗本身，也不是在黑暗中視物不清，而是因為**沒有光**——這是個微妙但重要的區別。

「我們怕黑，是因為人類還沒進化到能夠在夜間活動。」麥格拉森說，[8]「光的存在，讓我們能夠有效控制情緒，包括恐懼。」與此同時，恐懼可能也有晝夜節律的特性，因此無論是否有光照，我們在夜間都會本能地感到恐懼。[9]

這一切表明了**人類本能**就是會在黑暗中感到焦慮和警惕，沒有光，大腦更難控制這類情緒。我們必須反覆安撫自己，把自己從恐懼的邊緣拉回，這個過程需要耗費大量的情感和身體能量。因此，待在充滿光亮的地方，或者跟著人群行動，相對來說輕鬆許多。

但如果我們無法與恐懼和解，就無法享受夜晚的種種美好。如果夜晚有所謂的「真相」，如果我們的某個部分就存在夜晚複雜的內在風景當中，那麼我們別無選擇，唯有與恐懼為友。不然，要怎麼釋放我們的夜間自我？

# 8 好奇的

我們有種心靈上的渴望，要去了解周遭的一切。當我們獲得越多的知識，渴求也益發強烈。

——瑪麗亞・米切爾（Maria Mitchell），丹佛日蝕日記內容

悲傷就像日蝕來臨，我們被迫進入一片既熟悉又陌生的駭人景象；我們渴望太陽再次出現；我們渴望獲得確定性；我們眼見人類生命是如此短暫。

父親離開後的七個月，我仍然活在恐懼的縫隙，我害怕失去其他親愛的人；我怕對父親的記憶會消逝；我怕這些新出現的人生裂痕無法修復；我畏懼死亡。研究顯示，悲傷大腦的特徵就是杏仁核過度活躍[1]——我想我在這方面並不孤單。

此外，倒是有兩個東西不再像以前那樣令我恐懼了——室內的黑暗和失眠——它們催生了我的「夜間自我」。但是，如果要繼續面對恐懼，我還需要更多的底氣，我需要將夜間自我的好奇心，與古往今來眾多「夜間編織者」的智慧給結合起來。

擁有「和平朝聖者」稱號[16]的諾曼（Mildred Lisette Norman）是一位具有傳奇色彩的人道主義者，她曾經收到民眾的來信，詢問她獨自待在戶外時，是如何克服對黑暗的恐懼。她以經年累月的露宿和夜行經驗回答：「我的建議是，你得看著天色漸漸變暗……然後尋找第一顆星星。」

鑑於好奇心的驅使和強迫性的恐懼，我聽從了她的建議，開始盯著天色從黃昏轉為夜晚。沒錯，第一顆閃爍的星星讓我暫時忘卻了充滿恐懼的想像。然後，當我再度在暗夜醒來，我放下了蠟燭、鉛筆和紙，走向門口。

直到現在，我對夜空仍然感到陌生，大多數時間我住在倫敦，這裡的「黑暗」（與其說是黑暗，其實是由刺眼的路燈和光害交織而成的昏暗）是匆匆趕回家的時刻，眼睛只盯著潛伏的陰影，手裡緊握著鑰匙。而在鄉下，黑暗則意味著危險的鄉間道路，汽車亮著刺眼的大燈疾馳；或是危險的小徑，一不小心就被兔子洞或看不見的鐵絲網絆倒。夜晚是用來焦慮地低著頭，而非好奇地仰望。

但當我從敞開的門口望出去，見識到了另一種夜晚，它既不渺小也不危險。正好相反：突然間，**白天才讓人感覺到侷促和受限**。我意識到，在白天，我的世界只能延伸到地平線，到雲朵，或許還有飛機的航跡；但從黑暗的門廊開始，我的世界化作星系，一整個宇宙，我從永恆的光明沉寂中走出去，步入閃爍的無垠星光中。

當我凝視滿天繁星，我感到狂喜降臨，令人肅然起敬的寧靜來自一個我模糊記得、但不再屬於我的世界。這樣一個古老而原始的世界有如聖經裡描述的，時間在這裡緩慢流逝。不知為何，我感到異常平靜。

在門口凝視了無序的宇宙好幾個禮拜，我的好奇心騷動不已，我想要更多。每個新發現總讓我們渴望更多的發現，不是嗎？無論對錯，人類天性不就是永無止境的探求？還是說，那是我們依賴多巴胺的大腦運作方式？無論什麼原因，我渴望獲得知識，我想知道星座、行星和月相的名稱，想知道它們是否曾像此刻呼喚我一樣，也呼喚過其他人，我想知道為什麼仰望天空的感覺如此不同。突然間，我冒出無數個問題。

三週後，我和L來到赫斯特蒙索天文台，這裡曾是歐洲天文學的發展重地。這個

⑯ 譯注：「和平朝聖者」（Peace Pilgrim，1908-1981）為美國精神導師和神秘主義者，是第一個在走遍整個阿帕拉契亞山脈的女性，曾徒步穿越美國長達二十八年，畢生推動和平理念。

天文台附設六架望遠鏡，在一九五〇年代設立以取代倫敦的格林威治天文台，後者在營運了四百年後因為霧霾和光污染而被迫關閉。東薩塞克斯清澈的夜空擁有絕佳的觀測條件，但不到三十年，夜空污染變得嚴重，赫斯特蒙索天文台的望遠鏡被拆除，送往位於西班牙拉帕爾馬島（La Palma）上一座死火山頂新建的天文台。

如今，赫斯特蒙索天文台以「科學中心」的形式營運，我們來此參加首次舉辦的肉眼觀測天文學課程。今晚，肉眼幾乎看不見任何東西，烏雲覆蓋天空，下著傾盆大雨。我們在天文台裡避雨，沃斯博士（DrSandra Voss）正列舉一些宇宙般龐大的事實和數據，令人難以置信。一切都以十億和兆為單位，不可思議地巨大！太陽相當於四兆顆投擲在廣島的原子彈同時爆炸，銀河系包含了超過一千億顆恆星，這個數字大於史上所有人類數量的加總。她補充道，一千億這個數字相對保守，有可能是四千億。

沃斯博士解釋，星光有時來自那些早已死亡的恆星。當我們看到微弱而明亮的光芒，實際上是在**反向觀看時間**。聽到這裡，我皺起眉頭望向天文台。每晚對著我閃爍的星星已經死亡了？我那對天文學一無所知的腦袋深感困惑。在無數龐大的數字和無盡開展的星系中，我迷失了，我需要一些名字和文字為自己定錨，以免飄到外太空。

當沃斯博士拿出星圖指引我們對照天球儀（上面滿是圖表和虛線），我不禁鬆了一口氣。然而，隨著課堂繼續在潮濕的空氣中進行，我的思緒開始飄移。如果將點點星光連成一個個星座，銀河系還會給人一種奇妙而平靜的感覺嗎？當我們知道得越來越多，會有什麼結果？當一切都被命名、標示，並以虛線連結，又將如何？

頓時，一件事激起了我的好奇：我想認識那些首次仰望星空、越過黑暗探視外太空的女性。她們是誰？是什麼激發了她們的勇氣，讓她們敢於超越自我，直視上帝的目光？一個不習慣自由的女人，如何在難以駕馭的廣闊空間找到自己的方向？她又是如何定位自己？

因為，根據我微不足道的經驗，我知道當我們一再仰望月亮和行星，我們的世界會悄然改變。**我們會被悄然改變。**

女性天文學家的歷史儘管豐富，卻鮮為人知。這故事說的是歷史上那些仰望夜空的女性，她們在閃爍的星光中看見了無限的可能，但同時，這也是關於女性受到好奇心驅使的故事。那些對月亮和星星的運行非常熟悉的女性，能夠預測風暴的到來、風向的變化、船隻或候鳥的返航。

一切始於安海度亞娜（Enheduanna）。她活在公元前兩千三百年的美索不達米亞南部（現今伊拉克），同時也是月神的女祭司，為父親阿卡德王薩爾貢大帝效力。這個職位擁有巨大的政治權力，需要觀察並記錄月相。安海度亞娜在清醒的夜晚寫下數千行詩，解讀夢境，這些內容被認為是來自神明的訊息。

之後是阿格拉奧妮絲（Aglaonice），她在古希臘時期計算出預測月蝕的方法。在世界另一端，一位無名的瑪雅女性出現在天文相關的雕刻作品中，身著長裙，頭戴羽蛇神頭飾。[2]在埃及，亞歷山大的海巴夏（Hypatia of Alexandria）教授天文學，撰寫天文學書籍，製作星盤，直到公元四一五年被一群男性暴徒謀殺，才中斷了她的天文學貢獻。之後，女性在天文史沉寂了一段漫長的時間。

然而，女性繼續觀察夜空，我們可以從歷史詩歌和信件得證。而且十七世紀之後，從歐洲第一位女性天文學家庫尼茨（Maria Cunitz）開始，女性觀察夜空的證據頻繁地出現在天文學實務當中。一六五〇年，庫尼茨自費出版了行星表，但由於印量少，印刷廠規模也不大，這本書隨即被男性天文學家給忽略。[3]

庫尼茨之後，又有多位研究天文學的女性做出貢獻，她們一開始通常與父親、丈夫、兄弟或叔叔合作。幾個星期以來，我仔細研究她們的傳記，慢慢有了傾心的人物，例如瑪麗亞・米切爾（Maria Mitchell）。十九世紀初，她成長於一個與世隔絕的海上小鎮南塔基特，在那裡，理解星星對船員來說是一件生死攸關的事，因為船員需要靠星星導航。

米切爾的觀星體驗，就從小時候跟父親一起記錄天象開始。她的父親是位教師，也是業餘天文學家。漸漸地，她開始獨立觀察天象。十八歲起，她在每個晴朗的夜晚持續觀察了十五年，身披厚重羊毛大衣，在鯨油燈的微光下勤奮地記錄。她在日記中坦承，她依戀某些午夜幻象：「極光是個愉快的伴侶，流星就像過世靈魂的使者，甚至月光下植物的綻放，也成為令人滿心期待的景象。」米切爾在觀星時，感受到「低調的寧靜，感恩的愉悅——讓煩躁的心靈平靜，為失落的人帶來希望」。[4]

一八四七年某個晚上，米切爾從晚宴中告退，走上屋頂。她掃視夜空，發現了那顆即將為她帶來國際聲譽的彗星。自此她的生活翻轉，她成為美國首位職業女性天文學家。

在我還沒意識到米切爾和她架設在天文台角落的摺疊床之前（那裡是她的住所

兼教室，相較之下，男教授分配到的是有臥室的公寓！）[5]我想到了塞西莉亞・佩恩（Cecilia Payne）。生於一九〇〇年的佩恩以發現恆星的組成（氦和氫）而聞名，她從童年就對夜空十分著迷。

有一天，還坐在嬰兒車裡的她凝視著天空，看見一顆隕石劃過。小塞西莉亞的視線立刻被引導到北斗七星，然後是獵戶座的腰帶。九歲時，她觀測到白晝大彗星，十歲時發現哈雷彗星。這些對夜空和黑暗的早期記憶從未褪色，塞西莉亞在回憶錄中形容，這些童年記憶比長大後的印象更鮮明，也更有意義。[6]

薇拉・魯賓（Vera Rubin）是第一位發現暗物質的天文學家，她對夜空的熱情也可以追溯至童年時期。一九三九年十二月的某個寒夜，十一歲的薇拉從臥室窗戶望出去，注意到了星星的變化。就在那一刻，一顆流星從東方閃過，緊接著是一道耀眼的火光。

接下來的幾個月，星星對她展現了不可抗拒的魅力，彷彿在呼喚她。[7]她半夜起床凝視星空，驚訝地發現星星在一夜之間就改變了位置。「到了十二歲左右，我寧願熬夜看星星，也不想上床睡覺。」她回憶道，[8]「我開始學習這方面的知識，勤於上圖書館。但最初我只能從房間裡看星星。當時生活裡沒什麼比每晚看星星更有趣的事了。」

我反覆耙梳這些女性天文學家的回憶錄和傳記，不確定自己在找什麼。是主題？模式？還是能夠說明我為何能從夜空得到啟示的某種證明？結果，我學到的是**無比的好奇心**。但我也意識到，觀察天文的過程是多麼耗時費力：在偏遠而與世隔絕的地方度過寒冷的漫漫長夜，雙眼吃力，筋疲力盡，天文台上一片漆黑。這種全新的體驗黑暗的方式，沒有人比薇拉・魯賓描述得更好：

晚上很冷，工作單調，漫長的時間緩慢流逝……清晨宣告了夜間觀察的結束，太陽升起，我的生理時鐘也被重置了。但我仍然精神抖擻無法入睡，我急於將夜間拍攝的底片沖洗出來，於是走向暗房。雖然身處黑暗中讓我體會到身體的疲憊，但我知道如果無法馬上檢查這些底片究竟拍了些什麼，想要好好睡上一覺，那是不可能的。[9]

在亞利桑那州的羅威爾天文台，夜間的氣溫降到冰點以下，魯賓在一個寒冷的圓頂工作，身體僵硬，四周黑到她甚至看不清自己的雙手。她堅持遮蔽所有的光源，連發光鐘錶的指針也不放過。冰冷、漆黑、清醒、孤獨——這是多少人畏懼的末日之夜，然而對於魯賓而言，這是她生命中最幸福的夜晚。

魯賓的生活，圍繞著她所分配到的望遠鏡使用時間：「在觀測所的圓頂仰望星空，她找到了真正的滿足。她可以無憂無慮，自由探索宇宙中任何令她感興趣的問題。」[10]事實上，魯賓有太多的問題想探索，她有次連續熬了三十三個晚上，試圖找到答案。

我意識到，「提問」也是夜間自我的特色之一，不知道是因為守夜帶來的空白時間與空間，還是因為夜間大腦產生了變化。但當我把問題轉向**戶外**，對著星星、對著歷史上這些令我傾慕的天文學前輩、對著宇宙——就會迅速將我帶離那些通常充斥著負面觀感的反芻性問題。**因此夜復一夜，我站在窗前，催促我的夜間自我仰望窗外，向外看，向上看。**

夜空或許是歡迎女性的（雖然是透過窗戶），但研究機構和天文台大門卻不然。[17]瑪麗亞・米切爾就曾努力爭取進入梵蒂岡天文台工作，但最終只獲准進入參觀，而且被規定黃昏前必須離開。望遠鏡在白天到底有什麼用？

一九五五年，日後任職美國天文學會會長的瑪格麗特・伯比奇（Margaret Burbidge）收到了天文台的通知，對方委婉地說明未能提供獎助金和職缺給她——因為那裡只有一間廁所。當時掌管天文台的男性上司不是抱怨廁所問題，就是碎唸天文台助理可能會因為要聽從女性指示而不高興。

「好奇心」根本就不被認為是女性的特質，即使女性在天文領域聲名鵲起，也貢獻了諸多卓見，但往往因為一些瑣事（例如廁所只有一間，或某個不滿的男助理）而被排除在專業領域之外，尤其在**入夜之後**。至少，這就是掌控這些神聖場所的男性所給的理由。

---

[17] 譯注：蘇格蘭科學家瑪麗・薩默維爾（Mary Somerville，1780-1872）和首位發現彗星的女性卡羅琳・赫歇爾（Caroline Herschel，1750-1848）均在天文領域享有盛名，但早期被拒絕進入著名的梵蒂岡天文台工作。

瑪麗亞·米切爾在瓦薩學院教導天文學的當下，艾蜜莉·狄金生（Emily Elizabeth Dickinson）在夜裡創作不輟。她畢生創作的一千八百首詩當中，有數百首提到了天文、星星、黑暗和夜空。星座、流星、日蝕、行星、月亮的各種相位等「無限星辰」，都在她的作品中絢麗閃耀。根據性別文化學家伯格蘭（Renée Bergland）教授的說法，**「艾蜜莉·狄金生最好的詩作，就是天文詩。」**[11]

對經常失眠的狄金生而言，夜空不僅僅是美麗的景色，也為她提供一種導航生活和內心世界的方式，有如一幅象徵和隱喻的地圖，讓她得以反思，並且找到方向。她自言：「星星是什麼？不就是用來標註人生的記號？」

對於無法自由外出的女性（也就是大多數女性）而言，夜空成為解放的泉源，她們透過陽台或窗口等安全便利的空間，帶著好奇心和想像力徜徉其中。而對狄金生這樣的女性（她二十八歲後就隱居在家，研究者推測她可能患有懼曠症）來說，夜空既是個安全之地，也是開啟旅程的所在。

一八六二年，米切爾寫信給當時初創的瓦薩學院，詢問是否能提供天文教授的職位；而與此同時，狄金生則寫信給她的導師，坦承對黑暗感到恐懼。[12]數十年來，研究者不斷推測狄金生恐懼和隱居的原因，包括創傷後壓力症候群、恐慌症、悲傷、性侵害、狼瘡、癲癇、有失明風險的眼疾等，不一而足，我們永遠無法得知狄金生恐懼的真相。

有傳記作家認為，狄金生恐懼黑暗，可能來自某次天崩地裂的打擊：狄金生十四歲時連續遭逢四名親友去世，包括與她同齡的表妹蘇菲亞。有一回她悄悄走進停放著蘇菲亞屍體的房間，她站在幽暗中，被表妹蒼白無神的面容所震懾。大人不得不將她帶走，但她對失落和死亡的執著就此持續了下來。

無論如何，狄金生的詩暗示了**天體的黑暗是個療癒與逃避的場所**。「夜晚是黎明的畫布，我們在其中思量不朽。」矛盾的是，在黑暗中我們反而能看得更清楚：「我在黑暗中看得更加清晰／我不需要光。」在詩作〈我們習慣黑暗〉中，狄金生描繪了黑暗能帶來轉變，我們在夜晚會遇見真實的自我，因為「生活幾乎是筆直地往前走」。

很長的一段時間，「生活幾乎是筆直地往前走」這句話在我腦海中揮之不去，它似乎準確地描繪出我這幾個月來的夜間哀悼。這段時間裡，我逐漸站穩腳步，摸索著喪父之後該如何走下去，也找到了一條路走出象徵性的黑暗。群星像鑲嵌珠寶的攀登繩索，帶我從自己當中抽離出來。

「甜美的黑暗」不只幫助狄金生「筆直地走向前」，也成為一個「最勇敢的人學會看見」的地方。她把夜晚稱為「大腦的黃昏」，可以在其中探索無限。黑暗孕育了深刻的反省和洞察，這是狄金生作品的特色。夜晚提供了她所需要的匿名性，讓她得以探究情感深處，而群星則激發了她的好奇，彷彿某種煉金術觸及了她的暗夜：對狄金生而言，**仰望星空就是一種自我凝視**。

狄金生從未將她的詩作投稿發表。她五十五歲去世時，已經有超過二十五年未曾離開房間，只從窗簾後方或樓梯頂端與來訪者交談。狄金生過世後，她妹妹拉維妮亞找到她生前寫下的數百首詩，這些寫在信紙上的詩篇用細繩綑綁，裝在盒子裡。

其中一首編號為「932」的詩，狄金生闡述了她與「可靠的星星」之間的關係：「我們是最要好的舊識，我們靠默契溝通。」[13]如同佩恩、米切爾和魯賓，星星也成為狄金生的摯友，誘發無盡的好奇心，同時也是可靠的伴侶。

我那充滿疑心病的「日間自我」不斷質疑夜空帶來的療癒力，直到我遇上一位澳洲籍的女性天文攝影師安東瓦妮特．庫索米哈里斯（Antoinette Koutsomihalis），她所拍攝充滿神秘感的月出照片獲獎連連，經常參展。安東瓦妮特堅信，夜空為她治癒了難以忍受的疼痛和精神疾病。「我父親在五十九歲驟逝，」她告訴我，「幾個月後，我母親也走了，我不得不接手瀕臨倒閉的家族企業。後來，我又得了乳癌。」

痛苦和悲傷對安東瓦妮特造成巨大的心理影響，「我無法出門，不想見人，跟朋友疏遠。那段時間很糟糕。」但在某一刻，她振作起來望向夜空，「它拯救了我。」她簡單地說。「我開始走出戶外，在院子裡仰望月亮和星星，漸漸回想起從前快樂而無憂的日子。」起初光是這樣就夠了，但伴隨著一股好奇，「我想了解更多。夜空啟發了我，帶給我信心，於是我參加了天文課程，還在網路上自學天文攝影。」她開始出門拍照並加入天文社團，如今她經常整晚待在偏僻的郊外。

但是，夜空是怎麼療癒你的？我追問。

「我發現人生走過了大半輩子，沒有什麼事情是可靠的，就連自己也不可靠。但月亮和星星卻是確定感的來源。它們是生命中恆常的存在，讓我們覺得不那麼處於變動中，感到穩定而踏實。當你仰望數十億顆經過數百萬年才形成的星星，它會改變你看待自己和問題的方式。那是一種心靈體驗，你會因此而改變。」

我在想，這或許就是安東瓦妮特膽敢獨自一個人，大半夜在灌木叢徘徊的原因。

當我這麼問時，她笑答，「我第一次走進灌木叢，就遇上了一些原路折返的人，他們說那裡不安全，勸我回頭，於是我退縮了。後來我逼自己走回去，因為距離我想過夜的地方只剩半程！我走了兩公里，再度失去勇氣，轉身往家裡走！接著，我的憤怒超越了恐懼，為什麼我不敢在偏遠的灌木叢拍攝銀河？於是我第三次回頭，這次沒有絲毫猶豫。我獨自在灌木叢待了一整晚，這種經驗真是太棒了！既然我不再害怕那些陰暗的情感，又何必畏懼黑暗？」

某個夜晚，我凝視月亮和星星，一種讓我感到更加篤定的感觸突然湧上心頭：這就是我的祖父母和曾祖父母仰望過的同一片天空。當我看見獵戶座和它的腰帶星群，或者仙后座，我看見的跟遠古祖先所看見的，是一模一樣的東西。我喜歡這種**與歷史緊密相連的感覺。在世界無情的變化中，我覺得它隱約帶來了一絲安慰。**

目前為止，我已經下載了幾個觀星APP到手機，還買了一組巨大而笨重的天文望遠鏡。那些看似純白的星星變成了藍色、祖母綠、天竺葵粉色的煉金漩渦，猶如不滅的煙火瘋狂舞動。我長時間的凝望，直到手臂因沉重的雙筒望遠鏡而顫抖。

我看著一彎新月從天際升起。木星對我眨眼，我也對它眨眼。當白天的煩惱被夜空吸納，我感到全身輕盈。聲音在黑暗中傳來：牛哞叫、羊咩聲、某種尖銳的啾啾聲，是貓頭鷹？遠處還有摩托車轟鳴……我對天空的好奇心消退了，內心靜到居然產生了滿足的睡意！

突然間，我想到獨自待在荒野的安東瓦妮特，想到米切爾夜復一夜的爬上屋頂，想到狄金生足不出戶倚窗凝望。突然間，我渴望在堅不可摧的星空下過夜，讓自己和星星之間只剩涼爽的黑夜空氣。

**當悲劇或疾病來臨，我們的世界縮小了**。有一段時間，我們別無選擇，只能居住在這個有限的空間。**若想痊癒，我們必須穩定逐步擴充我們的世界**。當我們面對夜空，即便只是透過一扇窗，這個過程也已經展開了。我答應自己：當我準備好，我也要待在戶外，獨自度過一整夜。

# 9 躁動的

我深深感受到夜晚的寧靜，我融入了夜晚、大地和周遭環境。
——凱薩琳・特里維廉，《沒有庇護的荒野》

父親過世八個月了，我的睡眠品質依舊很糟。每天進出希思洛機場的飛機彷彿掀掉了我倫敦家的屋頂，不間斷的嗡鳴從凌晨四點就頑固地盤旋在腦海，我經常繃緊全身，清醒地在床上等待第一班飛機飛過的聲音。

有天晚上我實在太渴望安靜，於是收拾了工作，前往鄉間小屋。我在高速公路上奔馳數小時，到目的地時眼睛酸澀。走進二樓臥室，我準備在靜謐的黑暗之中躺下。

拉上百葉窗時，有東西突然吸引了我的注意。天空看起來不太一樣。是顏色？還是高度？我看了一眼，萬里無雲的靛藍，月亮則毫無蹤影。月亮的缺席讓我不解，我推開窗戶凝視著無窮無盡的午夜藍，天空中數千顆緩慢游移的星星耀眼地召喚我，宛如遙遠的指路人。

我隔天有很多的工作要交，待編輯的章節，待寄出的文章，需要回覆的郵件——我需要睡覺。但我的手卻停在百葉窗上，一把將拉繩給拉到底，讓百葉窗完全打開來。星星在宇宙遙遠的角落閃爍，那一刻我的房間、還有整間小屋，都感覺異常的狹小、擁擠而窒息。

衝動之下，我把床墊從孩子的房裡拖了出來，費力推過狹窄的走廊。我把床墊推出窗戶，小心置放到我房間下方一小塊平面屋頂上。在我推拉時，聽到「日間自我」碎唸著：**外頭很冷，還可能會下雨。屋頂承受不了你的重量；蟲子會爬到你臉上；你不可能睡得著；回自己床上吧，你這個笨蛋！**

但是某種力量驅使著我繼續。是我那魯莽又叛逆的「夜間自我」？還是我父親來自蒼穹的召喚？我給自己鋪好床，放上枕頭、羽絨被、床單，直接鑽了進去，希望不會下雨，希望薄弱的屋頂能撐得住。然後，我仰躺著凝視天空。在凝望的靜止中，我的內心悄然發生了天翻地覆的變化。

從那次開始，只要天氣預報不下雨，我就在屋頂的床墊上睡覺，就這樣度過了好幾個近乎神聖的夜晚，完全沉浸在沒有邊界或限制的世界；因為待在室內已然變得乏味又無趣。我的這種經驗與靈魂出竅無關，而是一種極為強烈的感官體驗。雖然我的視線被引導至廣闊的天空，但身體仍然根植於潮濕的泥地，感受著西風帶來的寒意，伴隨著樹汁和蕁麻的氣息。清晨時分，一層細緻的露水覆蓋著我，在我的髮上、枕頭邊緣，滲入床單中。

我就這麼度過了這樣的夜晚，沒有時鐘、螢幕、書本或天花板，徜徉其中，思緒似乎消散了。大腦的思考框架隨之消失，讓我能夠向上游離，這是一種既非清醒也非睡著的狀態。

這種天外漫遊通常會持續個十五分鐘，然後無論時間多晚或多早，我會陷入一種服藥般的甜蜜昏睡。幾個小時後，我醒來再次凝視夜空，感受到一股超乎意料的喜悅，就像醒來時發現獲得了來自另一個世界的禮物。那是一個被遺忘的、超凡脫俗的世界，存在於感知和時間之外。最終，我會再度睡著。如果露水太重或空氣冷冽，我就爬進窗戶回到床上。無論哪一種情況，我都會帶著一絲愉悅醒來，彷彿昨晚賦予了我某些珍貴的東西，雖然我不確定那是什麼。

我沒告訴任何人在屋頂過夜的事，也不好意思承認自己經常把床墊給拖到室外。

我羞於主張這種事情已經躍升**我生命中最深刻的經歷！**然而，我又迫切地希望分享，想找到同樣被這種奇異狀態打動的人。這種混合了尷尬又超然的感覺令我困惑：如果體驗如此強烈，為什麼我會覺得難為情，甚至感到有些羞恥？

不知道這是否跟身為女性有關。一般會認為，純粹為了取樂而睡在戶外，不是一個女人應該做的事，這種行為輕率且危險，而且不正常。結果，我們為普拉斯感到悲傷，她渴望在戶外過夜卻做不到，只能寫下「生為女人是個悲劇，我想在開闊的田野中安睡，在夜晚自由來去。」

過去，只有男人可以為了取樂而睡在戶外，或稱露宿，這是過去的說法。因此，歷史上流傳的故事全都與偉大的男性冒險有關，例如史蒂文森[18]的金句：「在屋簷下，夜晚是死氣沉沉的單調時光；但在開闊的世界，它輕盈地流逝，伴隨著星星、露水和香氣。」對史蒂文森而言（他在法國山丘露宿時，枕下放著一把手槍），凌晨兩點是神奇的時刻，令他感到真正逃脫了「文明的巴士底監獄」。他不確定狂喜是來自於頭頂的星星，還是靜臥身體之下令人激動的大地。[1]

史蒂文森之後，有更多的男性歌頌「漫遊」的刺激。[2]從在果園乾草堆中過夜的政治哲學家貝洛克（Hilaire Belloc），到西班牙星空下拉小提琴的英國詩人洛里・李

（Laurie Lee），再到寫下「在柔軟灰色沙灘睡個溫柔的長覺，在春天草地上躺著伸展……」[3]的演員葛拉罕（Stephen Graham）。對葛雷罕而言，露宿（通常用蕨葉和樺樹枝作為床鋪）是一種能改變靈魂的超凡體驗。偉大的英國旅行作家弗莫（Patrick Leigh Fermor）在多瑙河畔欣喜若狂：「一陣突如其來的喜悅，讓我明白了渴望已久的第一個露宿之夜已然來到。」[4]與此同時，畫家奧古斯塔斯．約翰（Augustus John）寫到，在達特穆爾河邊的泥煤營火旁入睡，一直能聽到溪流的聲音。[5]

這些男性在創作中藉由夜空變身為野外露宿的傳奇，而女性的缺席只印證了普拉斯哀傷的真相：身為女性，意味著被夜晚所禁錮。

有一天，我找母親測試了一下。我問她活到八十四歲，是否曾經露宿過？她很驚訝：「沒有，從來沒有！」她困惑的語氣顯得我的問題很荒謬。或許吧，我試過在車站的長椅上過夜，當時我和男友在塞爾維亞車站錯過了最後一班火車，結果我們像流

---

⓲ 譯注：羅伯特．路易斯．史蒂文森（Robert Louis Stevenson，1850-1894）為蘇格蘭小說家、詩人、旅遊作家，知名著作包括《金銀島》（*Treasure Island*）及《化身博士》（*Strange Case of Dr Jekyll and Mr Hyde*）。

浪貓一樣被警察趕了出去。不過，按照史蒂文森的描述，還有另一種露宿法，現在我已經親身體驗過了。

* * *

事實上，女性露宿的歷史由來已久，有時是出於必要，但更常是為了純粹或深刻的樂趣。威爾斯女性藝術家格溫・約翰（Gwen John）經常拋下位於巴黎的公寓，到公園、公共花園、森林和草地露宿。英國昆蟲探險家伊芙琳・奇斯曼（Evelyn Cheesman）在世界各地旅行時，總是睡在吊床上。和平朝聖者橫跨美國途中經常露宿，她聲稱寧可睡在戶外（最好是不用睡袋）：「星星是我的毯子。」[6]西蒙・波娃則在徒步穿越法國山脈時，睡在長椅和乾草堆上。攝影師伯克—懷特（Margaret Bourke-White）也喜愛露宿：「如果能**露天睡覺**，這會成為很棒的寫作經驗，有助於與世隔絕。」[7]她甚至打造了一台特製的輪床，方便更換睡覺地點。

露宿的經驗經常讓人獲得重大啟發。在一九八五年成功攀登加州塔瑪爾巴斯山之後，阿拉伯裔美國作家伊黛・阿德南（Etel Adnan）在樹下露宿時產生了頓悟。她說，「夜晚讓我們擺脫了對理性的執著。它告訴我們，我們的存在如同一根電線，能接通迎面而來的任何事物，光是活著就夠了。」[8]

阿德南所感應到的無眠時刻，十足反映了旅行作家凱瑟琳・特里維廉（Katharine Trevelyan）在一九三〇年獨自穿越加拿大的經歷：「這種愉快的『無家感』，出自孤獨感的另一面，我彷彿擁有整個夜空。」特里維廉在加拿大荒涼的森林健行時經常被恐懼所困，但她的夜間經歷卻不斷強化她的力量：「我似乎不完全屬於自己的身體，而是懸浮在地面與透過樹木看見的三角天空之間。」夜空對她有深刻的意義，「我經常在凌晨凝望銀河，在這觀察天空的漫長時刻，上帝的面貌漸漸出現在我的眼前。」她在自傳中寫道。[9]

史蒂文森出版旅遊回憶錄三十年後，知名澳洲旅行作家克拉拉・薇薇安（Clara Vyvyan）被他描述露宿時滋生強烈的「共享寧靜」所吸引，決定親自試試。

待在旋轉的星空下，意味著浪漫、冒險與神秘的體驗。當時還是個孩子的克拉拉拿上毛毯和火柴，在午夜時分出發，一路上激動得渾身顫抖。天氣冷到刺骨，但沒多久她就忘記了身體的感受。「我變成一個傾聽的存在，除了聽覺，所有感官都變得遲鈍。」在這種類似感官剝奪的狀態下，她專注地傾聽，「因為我從未聽過這種奇異而嶄新的寂靜。」克拉拉觀察周遭環境，並試圖找詞彙來形容待在戶外的夜晚，卻發現一件事：「我對就睡在離我不到百碼之外的爸媽毫無所覺，彷彿他們是石頭。這是我第一次傾聽星星的沉默，在此之前，我不曾與它獨處。」

長大後的克拉拉經常無所顧忌地在野外露宿，她在愛爾蘭的山丘沉穩入睡，以報紙為被，背包作枕。她睡在威爾斯山澗溪流旁，湖區的高山隘口，緊緊用報紙裹著自己。她睡在一艘開放式的小船上，蜷縮在船槳之間。她在荷蘭荒野和康沃爾山丘因陋就簡地過夜，縮在燈塔旁的乾草堆裡。她對露宿的熱情始終不減：「戶外過夜是我人生中最偉大的冒險，引領我擺脫狹隘的慣習，朝向遙遠的地平線。」她終生維持著「與星星的親密感」，堅稱在戶外度過的夜晚讓她找回遺失已久、與黑夜和黎明的親密關係，沉浸在近乎宗教的滿足感中。[10]

某種程度上，正是失眠讓克拉拉發現了「與星星之間的親密關係」。畢竟，如果她在夜裡總是熟睡，肯定不會有這類經歷。然而，我發現戶外的睡眠與室內的睡眠截然不同，就如同璀璨迷人的銀河與臥室裡拉上窗簾的舒適感，毫無可比之處。

最終，我向一個或許能夠理解的同好，分享了我的瘋狂夜晚。我聽聞自然作家英嘉・辛普森（Inga Simpson）談論到對樹木的愛，我承認自己對黑暗和星光也有類似的情感。辛普森點點頭，告訴我她在澳洲中部健行過一整個夏天，從未使用過帳篷。

「露宿改變了我的人生，」她說。「露宿是如此單純；我和自然之間終於沒有任何阻隔。整個夜空都看得到星星，原來宇宙間有這麼多的天體，而且這麼明亮！當我靜靜躺著，星座在天空中以弧線移動。當然了，動的是我，是地球在運動。我想到我在世上停留的時間如此短暫，我只不過是星球上的一顆塵埃。」

**感覺自我渺小微不足道，會給人一種奇妙的解放感。**小說家兼詩人艾蜜莉・勃朗特（Emily Brontë）在約克郡荒原的皎潔月光下，體驗了這種自我消失的感覺：「當我不復存在，別無他物，只有靈魂徜徉四方。」特里維廉的說法是：「這是一種解放！心靈瞬間擺脫千萬束縛。」對辛普森而言，夜空所引發的渺小感，就像剝去了一切不重要的事物。要是她在黑暗中醒來，她會看著星星再度入睡，而非擔心一些瑣事。

英國作家伊迪絲・杜罕（Edith Durham）在一九〇九年橫越巴爾幹半島旅行，她注意到露宿會消除反芻思考的傾向。杜罕經常睡在乾草堆，回憶起整片無雲的深藍色天空，閃爍著無數星光。**「我不禁疑惑，人們為何要在屋裡睡覺？清醒地躺在星空下，一定不會有在房裡失眠的痛苦，那是一種純粹的喜悅。」**[11]

為什麼凝視無垠的太空會讓我們感到寧靜，也能避免反芻思考？神經科學家認為，**全景視野本質上就具有放鬆的效果，當眼睛可以看得很遠，壓力會下降**。當我們掃視夜空，大腦的威脅偵測系統（杏仁核）會因此平靜下來。沒有人知道這種機制確切為何，但廣闊的全景視野的確讓大腦可以免於耗費時間的近距離觀察和細微檢視。

演化生物學家推測，人類作為狩獵採集者，視覺和大腦發展為能夠為行動導航，並輕鬆地發現水源、動物或掠食者，只有在絕對必要時，才會轉換到更為集中（也較費力）的視覺。無論如何，當我們望見遙遠的行星、甚至更遠之處，那種放鬆感是千真萬確的，而且立即可以感受得到，撫慰了忙碌不堪的頭腦。

對辛普森而言，這種喜悅是震撼的，以至於她一回家就把床鋪搬到緊臨著窗戶的地方：「我要確保在入睡前，最後一眼看見的是星星。」當她在夜裡醒來，她可以筆直望向窗外的天空，透過南十字星的位置來判斷時間。

露宿不只改變了辛普森的床位，連帶她的文風也變了。「露宿改變了我整個人，無可避免的，我所創造和書寫的東西也隨之改變了。」

這就是英國劇作家達芙妮・杜穆里埃（Daphnedu Maurier）迷上露宿之後發生的變化。

一九五七年夏，杜穆里埃的事業如日中天，她的近作《代罪羔羊》（*The Scapegoat*）獲得好評，被改編成電影。更棒的是，這部電影由她鍾愛的演員（傳奇男星堅尼斯（Alec Guinness）[19]擔綱任主角，劇本則由新秀作家維達爾（Gore Vidal）執筆。

某天，她剛度過五十歲生日，在結婚二十五週年的前夕，達芙妮接到一通電話。她的丈夫湯米在倫敦突然昏倒，正在醫院裡。她匆匆趕到醫院，發現她丈夫啜泣不已，而且瘦到只剩皮包骨，看來彷彿老了十歲。[12]讓人震驚的還在後頭：達芙妮回到兩人的公寓，電話響起，來電者自稱是湯米的情人。那名女子指控達芙妮造成湯米的崩潰，逼著他不得不依賴酒精度日。

達芙妮傷心欲絕，她寫了一封長信給湯米，隔天早上就逃回了德文郡的鄉間別

⑲譯注：知名電影作品包括《窗外有情天》（*A Handful Of Dust*，1986）、《星際大戰》三部曲、《阿拉伯的勞倫斯》（*Lawrence of Arabia*，1962）、《桂河大橋》（*The Bridge on the river Kwai*，1957）等。

墅。她跟朋友傾訴，她只能靠游泳和探望母親，才能撫平崩潰的心神。至於寫作（她通常用來宣洩情感的方式）則幾乎不可能：「我目前沒有寫作計畫，我沒辦法寫。」[13]

情況越發混亂，湯米也來到鄉間靜養。他成天坐在電視機前酗酒。達芙妮被迫擔負起照顧者的角色，眼看丈夫和母親的健康逐漸惡化，她迫切需要的獨立和獨處時間就這樣沒了。朋友們聽著達芙妮在電話上語無倫次的呢喃，擔心她就要崩潰。

然而，某個東西促使達芙妮重新掌控自己的人生，給了她再次提筆的動力。在這個人生動盪的夏天，達芙妮決定在花園架設一張床，因為好幾個月來，她一直做著漲潮時溺水的夢，醒來時，胃像打結般疼痛不堪。她的臥室不再是一個讓她平靜入眠的地方。

我們對達芙妮在戶外過夜的細節所知不多，或許那不忠的病弱丈夫讓她覺得被房間壓得喘不過氣，所以渴望逃離？還是她感受到星星誘人的吸引力？差不多在同時，她產生了對「另一個境界」的想望。她重拾寫作，創作出耐人尋味的作品《失控點》（*The Breaking Point*）。

這個故事裡充滿了超自然元素，每篇都帶有神秘線索，暗示達芙妮著迷於無意識與難以理解的事物。據說某個露宿夜，她在黑暗潮濕的夜半醒來，感到既興奮又不安，「我確信有個人在那裡，不是真實的人、但也非幽靈。」她自覺身處另一個時空。[14]

這次經歷（夜空下睡覺引發的通靈現象）啟發了另一個作品〈泳池〉（*The Pool*），故事裡的失眠女孩在夜裏走進花園，在星空下鋪好了床，展開奇異而神聖的人生啟蒙儀式。達芙妮坦言，每本書都代表了她的一個部分。在小說〈泳池〉中，我們窺見了她的夜間自我：「暮色彌漫，天色越來越黑。不久，深色的天空掀起面紗，迷霧消散，星星突破雲層綻放光亮。曾經什麼都沒有的地方，此刻滿溢著能量，塵土飛揚閃閃發光，等待的大地散發出一股活生生的氣息。」

達芙妮或許在嫉妒、內疚、悲傷、困惑（誰知還有什麼）的驅使下選擇露宿，但她的書寫卻充滿了「夢幻般的幻想與內省」，[15]這正是受到戶外之夜的啟發。在枝椏彎曲交錯的樹蔭與滿天繁星之下，達芙妮**找回自己的聲音**，千鈞一髮之際，倖免於個人的「失控點」。

所以，黑暗是如何改變我們的寫作？

二〇一八年，匈牙利研究人員招募了七十八名受試者，評估他們夜間恐懼的程度，然後請他們在全亮和半暗環境下撰寫故事。聲稱對黑暗（或夜晚）不感到恐懼的一組受試者，無論在明亮或昏暗房間，寫出來的故事都很類似。而另一組受試者則不然，這些坦承會怕黑的人所寫下的故事，篇幅更長，但只有在昏暗環境中寫作才會如此。有趣的是，兩組人馬的故事使用了截然不同的語言。

研究人員使用電腦程式來分析，以區分敘事中的主要與次要內容。「初級思考」[20]是一種非理性、自由聯想、富創意、不在意目的的思考模式，富含豐富的影像，特色是注意力散焦，諸如童話故事、神話和民間故事，通常都包含了高度的初級內容。至於「次級思考」，則是一種理性克制、著重現實和解決問題的模式，此時注意力聚焦，例如學術論文和研究報告，通常具有較多的次級內容。

在這個實驗中，害怕黑夜的受試者在昏暗的環境中創作，明顯使用了較多的初級詞彙，彷彿他們的恐懼解鎖了想像力。研究認為：害怕黑暗的個體，昏暗的環境會啟動他們無法控制的潛意識運作。[16]這或許可以解釋為「對黑暗感到害怕的人，黃昏可能會激發狂野且富有創意的幻想」——你明白我的意思。

這個結果並不令人驚訝，事實上，這反映了另一項研究結果，也就是，人在明亮的光線下，會表現出更強的控制力和理性思考；或者說：明亮的光線會觸發更具控制性及反思性的自我調節。[17]

綜上所言，對黑暗的警覺性，再加上微弱的光線，會改變我們的思考與寫作方式，當我們思緒的「自我調節性」降低，就容易進入幻想狀態，並觸及想像力的角落。也難怪，達芙妮受到夜晚啟發所寫的小說，跟過往作品完全不同，變得（套用傳記作者德羅尼[Tatianade Rosnay]的說法）「讓人不舒服而且緊張。她探索了曲折的瘋狂和潛意識心靈，如夢一般。」[18]

說到露宿，最能掌握這種奇異感的，大概是蘇格蘭作家、自稱「夜行者」的娜恩·雪柏德（Nan Shepherd）了。對雪柏德而言，露宿是她自我探索的方式，而她也

⑳ 譯注：「初級思考」（primary thinking）一詞，在心理分析理論的正式名稱為primary-process thinking，泛指一種原始而未受拘束的思考模式。

從過程中認識了她心愛的地景。

「一個不曾在山上睡過覺的人，無法完全地理解這座山。」她在讚頌凱恩戈姆高原的作品《山之生》[21]中寫道。「在入睡前那段寂靜的感知時刻，是一天當中最有價值的經歷。」[19]然而，**吸引雪柏德的，不只是陷入深沉而平靜的睡眠，在戶外醒來的過程也會帶來令人陶醉的氛圍**，這是她少數能「清空思緒」醒來的片刻，她歸功於星夜下益發深沉與幸福的睡眠時光。清晨醒來，已然清空的思緒讓她得以用新的眼光看待世界：「在驚愕的瞬間，我凝視著熟悉的地方，彷彿從未見過似的。」

雪柏德認為**在戶外醒來是一門藝術**，你會先睜開眼睛，然後頭腦才跟著醒來，身體則保持不動。有些早晨則是耳朵先醒；無論如何，身體必須保持不動。雪柏德常在醒來時發現有鳥兒跳上她的腿，貓頭鷹在帳篷杆上看著她，還有赤鹿在她身旁覓食。

我喜歡雪柏德提出「**耳朵比眼睛先醒**」的說法。所以在滿月的夜晚，我會戴上眼罩睡覺，我發現，當我看不見的時候，耳朵總會先被喚醒。我們對聲音的反應比對視覺影像的反應更快，尤其是在黑暗中。」

夜裡的地面溫度下降，聲波會向下彎曲，增強了我們在黑暗中特別敏銳的聽覺，因此，當我躺在屋頂的床上，經常被風吹棕櫚樹的沙沙聲給喚醒，要不然就是聽到脫落的塑膠布拍打聲、遠處田鷸的叫聲、或者狐狸發出的警告吠聲。因為我戴著眼罩，所以我不會受到光線的干擾，而能夠專注於四面八方陌生奇怪的聲音。

雪柏德和所有的露宿者（以及我自己）一樣，在萬點繁星下，有著不同的睡眠方式。身處於戶外的睡眠，通常較為絲滑纖弱，我把它想成一種輕柔的睡眠。游離於意識與無意識之間，感受著安撫、分心、慰藉、眩惑、困惑和愉悅。詩人瑪麗・奧利弗[22]在詩作〈森林裡沉睡〉中描述：「我從未以這種方式入睡，我跟星星發出的白色火焰之間，毫無阻隔。」除了「飄浮如飛蛾般輕盈的思緒」，什麼都沒有。她巧妙將這種體驗比作「在水中浮沉」。

---

[21] 譯注：《山之生：一段終生與山學習的生命旅程》（*The Living Mountain: A Celebration of the Cairngorm Mountains of Scotland*），娜恩・雪柏德（Nan Shepherd）著，繁中譯本由新經典文化出版，二〇一九年。

[22] 譯注：瑪麗・奧利弗（Mary Oliver，1935-2019）為美國詩人，曾獲普立茲獎和美國國家圖書獎。

雖然這些夜晚的品質沒有符合當今睡眠專家的要求，卻令人無比滿足。在接下來的白天，我既不感到疲倦，也不煩躁。這個體驗意外滋養了我，彷彿喝下了一杯恢復活力的維他命雞尾酒。這是很具有啟發性的提醒，讓我們明白有時我們真正需要的，未必是別人給我們的建議，而**睡覺的方式——也有非常多種**。

在璀璨的星空下入眠，真的能改變我們的行為或思考方式？很有可能。心理學家研究建築空間對人的影響，發現我們所處的空間與我們的感受、思考方式，甚至道德感，有著奇特的關聯——空間會帶來微妙的變化。

如同研究指出，空間感會影響情緒，引發更多的正向情緒，而這些情緒會不經意地改變我們的思考。一項很有意思的研究發現，**當人們處於較大的空間，會變得更有包容性，比較不會做出苛刻的道德判斷。而當人們處於狹小的空間，則會產生反效果，人們會感到孤立，容易作出嚴苛的判斷。**[20] 處於寬敞的空間（沒有比銀河更寬敞的地方了）讓我們能展現大度的心態，提升同理心和慈悲心。

還不只如此。發表於二〇〇七年的論文，探討了天花板高度對我們思考方式的影響。研究發現，一個天花板較高的空間，有助於促進抽象和創意思考，而天花板較低的空間，則適合具體且注重細節的思考，這稱為「大教堂效應」。**當人們抬頭看，會促使大腦進入一種放鬆自由的思考狀態**，而低頭則有點像處於低矮的天花板之下，人們會採用更著重細節的思考模式。[21]

有趣的是，**「大教堂效應」只有在我們意識到周圍的空間時，才會顯現出來**。因此當受試者沒有注意到天花板高度，他們的思考方式便不會改變。所以，**對空間的感知，比實際上的空間大小更為重要**。

哲學家加斯東．巴舍拉[23]推測，當我們跳脫熟悉的環境，新的空間感會促使我們進行一種「心理創新」，我們能感受廣闊空間帶來的親密感，並意識到這種無邊無際的感覺就在我們的心中。巴舍拉並未提到黑暗空間，而是指廣闊的空間，[22]但在我所處的空間裡，最能帶來「心理創新」的，恐怕就是我的小屋頂了。在那裡，我可以看見微小的星星，安全地懸掛在無邊宇宙的黑暗之中。

㉓譯注：加斯東．巴舍拉（Gaston Bachelard，1884-1962）為法國科學哲學家，其認識論與詩學研究啟迪如傅柯、德勒茲等許多當代哲學家。

我茫然地回到倫敦。現在，我的臥室天花板感覺比以往更低了，飛機轟鳴聲更加逼人，救護車和警車的警笛聲更響亮，路燈亮得如同百萬個滿月！我想到歐姬芙[24]抵達紐約時，刻意把床鋪拖到天窗下，好讓她能一眼就看見星星。但我在倫敦看不到星星，不但如此，我還得用大塊紙板封住窗戶，擋住我家對面安養院全天候閃爍的LED燈光。

在圖書館花了幾天，我終於讀到關於倫敦露宿的資料，不過**露天躺著**可能是更準確的描述。考古學家霍克斯（Jacquetta Hawkes）在回憶錄《一片土地》（*A Land*）中，描寫她在北倫敦的自家花園露宿的夜晚：「每當我在夏夜工作到很晚，我喜歡走到後花園的草地上躺下。」她的視線從草地穿越上方樹葉的細緻輪廓，再到旁邊煙囪管帽黑色線條等更遠之處，心思游離在星星之間。「我的眼隱沒於黑暗中，凝視著閃耀星光。」我想如果霍克斯還在世，她應該無法辨識出**我的**倫敦夜空。存在了數千年的天空，在不到一個世紀裡消失了。

然而，霍克斯描述夜裡從草地開始的漫遊，為我開啟了一種我在小屋頂從未有過的體驗——**沉睡大地在身體下方脈動的感覺**。我所有的體驗都是向上延伸的，向著蒼穹；而霍克斯身為考古學家，她的體驗不意外地同時向上、也向下，穿過「硬地」，靜靜深入表土和倫敦黏土，直達內部的火焰和岩石。霍克斯腦海的畫面也呈水平移動，不是停留在田野和樹木，而是穿越充滿人群的城市，鐵路、道路和運河，以及坐在燈火通明的車廂裡的人們。

我一度考慮躺在倫敦自家的小花園裡過夜。但我的花園裡沒有草地，只有石頭，而我女兒剛剛看見一隻天竺鼠大小的老鼠悠閒地從花園一端走到另一端。霍克斯描述的倫敦不是我的倫敦。但我也在想，睡在一個狹窄的金屬屋頂，是否會少了一半露營的體驗，也就是與大地連結、與祖先連結的那一半。

了解許多女性的露宿經驗後，我在屋頂上放床墊的這種舉動，就顯得不那麼基進了。老實說，還有點矯情。於是，回到鄉下的晚上，我將毯子和睡袋鋪在小屋旁田邊一塊陰暗帶著露水的草地，兒子雨果陪我一起。前半個小時，我們躺著，一邊百無聊賴地把夏天長得又高又柔軟的鴨茅、小糠草和絨毛草頂上毛茸茸的種子剝下來。

㉔ 譯注：喬治亞・歐姬芙（Georgia O'Keeffe，1887-1986）為美國藝術家，她的繪畫作品成為一九二〇年代美國藝術的經典代表，以半抽象半寫實的手法聞名，主題相當具有特色，多為花朵微觀、岩石肌理變化，海螺、動物骨頭或荒涼的美國內陸景觀。

天光逐漸消退，草叢裡的粉紅色和金黃色被抹去，樹木和樹籬的綠色籠罩在陰影中，頭頂的藍天逐漸變成靛灰，雲朵有如煙霧般模糊，而我們的臉孔也成了模糊的氣息。我們躺在一片形狀和線條都顯得混沌的柔軟空間裡，飛蛾出現了，笨拙地在頭頂上舞動。月亮從雲後方探出頭，然後消失。顏色離席之後，寂靜突然降臨，彷彿光線把微風也帶走了。

接著，我們看見成列的獾朝我們衝過來，牠們臉上的白條紋在昏暗中發亮。然後彷彿察覺我們的存在，牠們急忙拐進灌木叢，或許是嗅到了陌生的氣味。我們靜靜躺著，不確定牠們是否會回來。黑暗降臨，周圍只剩聲音，我們聽見獾在挖掘、抓撓、沙沙作響。牠們在離我們不到三尺的地方埋頭挖掘，刮擦著堅實的土壤，樹籬在牠們上方劇烈地擺動。

「牠們在挖蛞蝓。」雨果小聲地說。

我們閉上眼，讓這些奇異、無法具象化的聲音充斥著耳膜。睜眼時，四周歸於沉寂，獾已經走了。我們凝視天空，遼闊的星海像細小的光點發出淡淡光芒，我們意識到自身的渺小。

不過我有種感覺，我們不像星空暗示的那樣小如螻蟻，反而大而笨重，以至於身上那股濃烈的人類氣味（包括除臭劑、香皂、咖啡和義大利肉醬麵的味道）嚇跑了三隻獾！我覺得自己像個闖入者。這片白日理所當然屬於我們的土地，到了夜晚便不再屬於我們，我們交出了土地，或者說，從中被釋放出來。又或許，土地從來就不是屬於人類的。

我現在認為，露宿根本算不上是一種真正的睡覺。當然了，露宿也會有一段長時間的睡眠，只是這種睡眠總是令人驚奇，帶著神秘感，與在室內睡完全不同。但我在戶外經常是清醒著，沉浸於夜晚的世界而不捨得閉眼。我想，這就是在戶外過夜的奇妙之處：雖然清醒，卻能感受到深度睡眠帶來的活力恢復。

賈桂塔．霍克斯對於她所躺的那片草地，也提出了類似的觀點：「我在床上就能睡著，」她寫道，「但在這片草地上，我可以醒著休息。」研究人員稱這種狀態為「**清醒休息**」，效果幾乎跟睡眠一樣好。研究顯示，學習新資訊之後的短暫休息，會讓回憶的效果更佳。休息十分鐘比起沒有休息的人，更能記住新近學過的東西。清醒休息的人，不只在休息十分鐘後能清楚熟練地記得所學，而且即使過了整整七天，依然記憶猶新。[23]

有些研究將「清醒休息」與「真正的睡眠」做比較，發現兩者在幫助強化記憶和回憶的表現上，並沒有差別。這些意想不到的發現為失眠者帶來了希望，如同二〇二一年的研究所顯示：「與睡眠相關的神經生物學機制，或許不是幫助記憶強化的必要條件」。[24] 所以，我們只需要定期休息。最好是在黑暗中休息，而最理想的情況，是在夜空之下。

# 10 多變的

我畫畫……因為我睡不著。我厭倦了與失眠對抗，於是嘗試作畫。

——李・克拉斯納，一九七八年訪談

我第一次欣賞美國女性畫家李・克拉斯納（Lee Krasner）的《夜之旅》（*Night Journeys*），是在倫敦巴比肯藝術中心的展覽廳。她的畫作掛在獨立的隔間，顯得神秘而誘人，走進去時感覺就像從蔚藍的夏日走入一朵雷雨雲：不安、詭異，而且刺激。我欣賞了將近一個小時，凝視畫中的迴圈和線條，曲線和螺旋及畫作細緻的角落，看得出是她的**夜間思緒**在運轉，那種凌晨三點來襲的焦躁能量必須像舊皮那樣在畫中蛻落。

在這些巨幅的無色彩畫作中，能夠感受到一股流動在夜間的風火能量，畫作標題吸引著我：〈夜巡〉（*Night Watch*）、〈解放〉（*Uncaged*）、〈守夜〉（*Vigil*）、〈白怒〉（*White Rage*）、〈月潮〉（*Moon tide*）、〈襲擊太陽神經叢〉（*Assaultonthe*

*Solar Plexus*）、〈豐饒〉（*Fecundity*）、〈原始再現〉（*Primeval Resurgence*）。我想了解更多。

我上網搜尋，得知這些是李・克拉斯納在她先生波洛克（Jackson Pollock）去世後所創作的哀悼畫作。[1] 這令我有些困惑，因為波洛克的過世距離克拉斯納創作這一系列的《夜之旅》，已經過了好幾年了。此外，她早前的《大地綠》系列作品（她在丈夫波洛克剛過世時剛完成的白日創作）也與之截然不同。此刻正值深夜，我在微弱的燭光下欣賞《夜之旅》，找到了另一種解釋：這是由她的「夜間自我」所創作的作品。

美國抽象畫大師波洛克酒後身亡的軼事廣為流傳。一九五六夏天，他跟年輕的畫廊助理展開了婚外情，妻子克拉斯納要求他結束外遇未果，心碎之下前往歐洲療傷。與此同時，波洛克開始酗酒，也不再作畫。有天晚上，醉醺醺的波洛克開車載著情人去聽演奏會，意外將車一個急轉彎給開上了高速公路，結果車子失控撞上人行道，然後猛然掠過路肩，又撞上一排樹之後翻車。最後情人活了下來，波洛克則被撞飛，當場死亡。

悲劇過後，克拉斯納接收了波洛克的工作室。三年後，她患上了嚴重失眠，有長達數年的時間無法入睡。務實的她想方設法消耗掉夜晚多餘的精力，她決定作畫。

與瓊・米切爾相反，在午夜時分維持清醒並非克拉斯納的習慣，然而她白天得處理波洛克留下的龐大遺產，雖然這為她帶來了金錢和名聲，但也間接強化了她作為一名「妻子」的角色。畫廊經營人迫切利用波洛克的名氣來賺錢，評論家則聲稱克拉斯納是因為天才丈夫的關係，才聲名大噪。即使當時距離波洛克去世已經六年之久，多數人仍不願承認克拉斯納的藝術成就。

畫廊經紀人看過幾幅克拉斯納完成的畫作，當場取消了計畫中的展覽，並嚴厲批評這些無色彩的畫作毫無賣點！克拉斯納不為所動，她執意使用極簡的色彩——赭色和奶油色——來創作。正如夜色帶走了色彩，克拉斯納也捨去明亮色調。在那個年代，許多人勇於嘗試鮮豔的「色面繪畫」[25]，而克拉斯納則反其道而行。

[25] 譯注：色面繪畫（color-field painting）也稱色域繪畫，出現於美國五〇年代，著名畫家包括 Barnett Newman 和 Mark Rothko，此流派主張以明確形狀、大塊色面進行創作，純粹追求色面與造型的效果。

克拉斯納的《夜之旅》系列畫作顯得過時又令人震驚，被評為雜亂、陰暗，有如惡夢。[2]然而，因為限制了色彩的運用，克拉斯納反而能專注於在畫面上表達重要的情感，盡情去抗爭與探索。對克拉斯納而言，在簡樸的夜間使用極簡色調來作畫，幫助她擴展了跟外在的界限。她自言，別的畫家完成的是「從A到B」，而她則「面對所有的字母」，是一場從A到Z的夜間旅程。

與此同時，評論家聲稱克拉斯納《夜之旅》是受到波洛克的影響，[3]而她的失眠則是喪夫造成的創傷，這些作品理應為被視為「悼念畫」：可憐的克拉斯納還走不出來，無法擺脫丈夫的藝術陰影。也有人認為這些畫透露了對不忠丈夫的憤怒，是「無與倫比的暴力」。

然而克拉斯納的解釋很簡單：「我作畫，只因為晚上睡不著，我厭倦了跟失眠抗爭。」某次，克拉斯納被問及所謂的「哀悼畫作」，她不耐煩地反駁：「我的生活中除了為丈夫哀悼，還有很多重要的事情發生。」沒人問起她母親過世的事，也沒人關心處理波洛克遺產是多麼耗費心力，以及她的展覽被取消所帶來的羞辱。直到一九七八年，克拉斯納才把《夜之旅》的前身作品《門》描述為跟母親死有很大關聯。[4]

我在想，《夜之旅》這樣的創作，勢必還有其他原因。

克拉斯納《夜之旅》的尺寸巨大，尤其以她那並不算高的身材（她身高僅五呎四吋，約一百六十二公分）來說，一幅畫就佔據了整個牆面，需要動用到全身——她得攀爬、伸手、撐開身體、扭轉和彎腰——來作畫。這些情感沉重卻豐富的畫作，並非完成於某一個偶然的不眠夜。

事實上，克拉斯納在夜半時分頭腦清醒，雙眼有神，她用雙臂畫圈、放下、彎曲，雙腿支撐著全身的力量，連筆觸也展現前所未有的力道。她說，「我以前只用畫筆塗抹畫面，但這些作品堪稱體力活，我得用全身投入創作。」[5]克拉斯納拒絕使用梯子，而讓畫面置於身體可觸及的最大範圍內，「有時我得整個人跳起來才能觸及畫布頂端，我想讓身體和畫作保持接觸。」[6]

想像這個場景：黑暗逼近工作室的窗，夜晚的寂靜被顏料潑濺的聲響打破。她赤腳穿著睡袍，腰間隨意繫上帶子。她將畫筆深入圍繞在她周遭的畫布中，她蹲踞、伸展、彎腰，然後躍起將顏料濺灑到畫布上緣；畫布本身就帶著一種不安的脈動。

不意外地，這些畫作被形容為具有意想不到的活力！[7]當我凝視畫作中旋轉的狂怒，我想起了英國文壇知名三姊妹作家夏綠蒂．勃朗特（Charlotte Brontë），她在妹妹艾蜜莉去世後整晚繞著餐桌踱步的情景。繞著餐桌走動，是兩姐妹在失眠夜經常做的事，她們設法讓自己累到可以睡著。少了艾蜜莉，深陷悲傷的夏綠蒂把這件事做到了極致。

失眠的人常覺得需要將身體活動開來，最好能夠累到睡著；但我們之所以活動，也是因為所有的旅程在某個時刻都必然要採取行動。克拉斯納跳躍、揮灑，都是為了**放下**。波洛克留下的陰影一直都在，她需要在心理上重新自我定位。我猜想，她狂熱的活力正來自夜間的自我再造。

還有一件事經常被忽略，聽來平淡無奇，但或許就藏在克拉斯納《夜之旅》單色調的核心。

我們知道，女性荷爾蒙雌激素和黃體素會影響女性的睡眠。在青春期、懷孕和更年期等荷爾蒙劇烈變化的時期，女性容易經歷睡眠中斷和失眠。在這些時刻，激素不穩定會造成生理混亂，進而影響情緒、精力、情感和入睡。

在更年期過渡期間，生殖激素逐漸消退：雌二醇、睪固酮和黃體素驟降，使得女性身體陷入紊亂，睡眠問題因此惡化。停經前的女性約有百分之三十五會出現睡眠問題，停經後則上升至百分之六十一。在美國，停經後女性的失眠率是所有族群中最高的。她們難以入睡和維持睡眠，夜間醒來的次數和時間都拉長了，而且更為頻繁。研究表示，「荷爾蒙的分泌與睡眠狀態具有明確的相關性，說明了卵巢荷爾蒙會調節女性的睡眠，也解釋了男女在睡眠上的差異。」[8]

女性平均停經年齡是五十一歲，而克拉斯納開始在夜間作畫，正值五十一歲。有沒有一種可能，克拉斯納的《夜之旅》是在表達她已然改變的夜間自我？這些畫作應被視為隨著中年危機而來的情緒動盪？如同克拉斯納自言，「如果有人願意花點心思解讀，我的畫作很具有自傳性。」[9]

三年後，克拉斯納的失眠困擾消失了，她再也沒有以單色調作畫，不使用大尺寸畫布，也不再於夜間創作。她人生的那個階段已經結束，準備迎接下個篇章。但她的《夜之旅》告訴我，無論悲傷、震驚、失落或荷爾蒙劇烈波動——**無論碰上什麼，我們都可以重新安置自己**。局限於三種最靜默的色彩中，依然可以是充滿希望與可能性的生活。

「我相信延續性，」克拉斯納說，「過去是現在的一部分，現在又成為未來的一部分。」我想起了父親，他已不在人世，卻深深烙印在我的過往，我知道我們將一起走向美妙而混亂的未來。

我喜歡想像在整個紐約沉睡之際，克拉斯納的「夜間自我」就在一片深褐色的油彩漩渦中跳躍、塗抹和揮灑。當世界沉睡，空間會為那些有需要的人敞開，而克拉斯納就利用了那個空間，創造出充滿活力與膽識的作品。然而，她的跳躍和塗抹讓我焦躁不安的肌肉跟著抽動，看來我的夜間自我對於躺著、坐著、斜躺、倚靠和蜷縮，已經厭倦了。**她想動起來。**

有一晚，「**動起來**」的衝動是如此強烈，我像布朗特一樣在屋裡徘徊，直到凌晨五點。天色依然黑得像一群聚攏的蝙蝠，空氣新鮮而清爽。我開著車出門，直到天空變成金屬色。然後我停下來，耳邊充塞著雉雞拍打翅膀的聲音。我爬上一道階梯，驚訝地發現自己就置身於一幅《夜之旅》之中。田野廣闊無垠，綿延起伏，富饒的棕色土壤像苦巧克力的顏色，帶著狐狸般的底色，已經被犁過翻開的土壤散落著米白色和黃色燧石，有些扭曲呈鋸齒狀，有些則雞蛋般光滑圓潤。

我讀過一篇對《夜之旅》的評論：「化妝品、染髮劑、漂白劑和絲襪的棕色和米色調——這是女性用來遮掩她們自然狀態的工具。」這段話根本大錯特錯，因為在這片光禿、破土的田野，裸露的燧石和黏稠棕色土塊散落其中，我隱約明白了克拉斯納在她單色調畫作的顏料刮痕下想表達的東西。

這片犁過的田地呈現棕褐色，光線黯淡如同預示新的一天即將到來，休耕的田地也即將迎來生機勃勃的綠苗；只是在田地恢復使用前，必須要休耕。附近的農家告訴我，這一片土地休耕一年很適合。「雖然經濟上並不划算，但有時我會讓土地休耕個兩三年。」

悲傷也是一段休耕期，黑暗則是它的侍女。在我的不眠夜，夜間自我教唆我調整思考方式，蓄積能量，把忽然遭受死亡經驗而失落的自我片段，重新蒐集回來。**這些失落的片段需要被找到、調整和重新定位，在悲傷的表面下，我們做的不就是自我修復嗎？**

而克拉斯納的《夜之旅》教我保持耐心，在黑暗中靜待時機。她的失眠故事給了我希望（或許我之後又能睡得著了），但我也學到以更有力量、減少思考的方式來體驗夜晚。

該是動起來的時候了。

# 11 勇敢的

黑暗中，人們可以觸碰到來自地球本身的火焰。

——娜恩·雪柏德（Nan Shepherd），《山之生：一段終生與山學習的生命旅程》（*The Living Mountain*）

有些時候，我來不及接住我的「夜間自我」，她就回復到一種懊悔、反芻思考的狀態。我學會摘掉她的眼罩，拉住她的韁繩，讓她離開高速公路，走入小徑。但研究了克拉斯納之後我開始好奇，除了身體生化物質的改變，**保持身體的靜止不動**，是否也是我們在失眠時容易反芻思考的原因。

仰躺的身體和大腦，與直立或運動時的狀態截然不同。光是站著，就會促使身體產生正腎上腺素（讓我們更加警覺、更有活力），[1]而當我們站立**並且**移動，體內將有數百種化學物質發生變化，影響到所有的層面，從體溫到心情。例如，我們知道快步走個十二分鐘，就能改變血液中五百零二種代謝物，[2]簡單來說，我們在運動時，生理會發生變化。

根據科學作家卡洛琳．威廉斯（Caroline Williams）的說法，「大腦、身體和心靈都屬於同一個系統，這個系統在動作中的運作效果最好。」[3]威廉斯研究了運動對情緒和心理的影響，發現**當我們的心靈「卡住了」，不論是無法入睡或陷入無止盡的憂鬱，只要身體稍微活動一下，就能打破這個循環**：「這可能與我們感知時間的方式有關。」

大多數人認為，「過去」就像在我們的身後，名副其實在我們的背後。而「未來」就在眼前，就位於胸膛正前方。所以當身體往前移動，心理上會有一種正在「前進」的感覺，這解釋了為什麼只是出門隨意散個步，甚至只是單純走動一下，都會覺得此刻正在**走出困境**。[4]

我花了很多時間與夜間自我相處，我知道她不喜歡運動到流了滿身汗，所以當威廉斯告訴我，在夜裡散步比激烈的健行更為適合，我鬆了一口氣。她說，「溫和的步調可以讓思緒漫遊，減少前額葉皮質的活動，而前額葉皮質是負責保持邏輯清晰、分析性思考的腦區。」漫步時，我們的思緒分散，轉向一種自身的「存在感」，而非思考——這有助於入睡。

夜間行走不只是失眠解方，更是一種與黑暗重新連結的方式。多數人即使晚上出門，也從未體驗過完全的黑暗。處於一片漆黑之中，我們會變得模糊，失去稜角和輪廓，融入了周遭的空間，與外界不再有區隔，也不再是**他者**。

**在戶外的黑暗中，我們重新遇見內心的夜間自我。**

五年前，我循著熱衷夜行的藝術家喬治亞．歐姬芙的足跡，漫步在德克薩斯高原。歐基芙的書信中熱烈描述了她的步行體驗：「我熱愛星光，黑暗——風，」她在給當時戀人史蒂格利茲[26]的信中寫道。而在給友人的信裡則說，「我想待在星空下，那裡有大片的空間。」她不斷提到寧靜明亮的月光、壯觀的星光，以及吹拂臉頰和髮絲的夜風。

之後到了新墨西哥，她形容「星星觸及我的內心，就在夜間的山坡上」。黑暗讓

[26] 譯注：艾佛雷德．史蒂格利茲（Alfred Stieglitz，1864-1946）為美國攝影師，被視為寫實攝影及攝影藝術發展的先驅。

歐姬芙著迷，同時令她恐懼。有時她感覺黑暗緊迫著她，彷彿某種龐大無形的可怕事物。某晚，她和妹妹出門散步時不禁感嘆：「我很害怕！雖然沒有說出口，但我真的非常害怕黑暗——不過很值得。」[5]

我頂著時差徒步走上同樣的這片平原，耳邊盡是土狼的嚎叫。當時正值一月，嚴寒刺骨，滿天星斗，我的興奮多於害怕。但在平原上就是有這麼個特點，即便在黑暗中也能看得很遠很遠，正如歐姬芙告訴那些阻止她夜行的人：「沒什麼好怕的！這裡一眼看過去，根本什麼都沒有！」是的，什麼都沒，連個人影也沒。[6]

歐姬芙在絲絨般的黑夜找到靈感，創作多幅畫作。我一想到歐姬芙午夜在德克薩斯高原漫步，就越發好奇：從前的女性在夜間步行時，是否不像現代的我們這麼不安？我們的恐懼，是否可視為一種「現代化」的現象？

南唐斯（South Downs）是整片位於英格蘭的連綿丘陵，沿著海岸從伊斯特本延伸到溫徹斯特。這裡在二〇一六年被官方認證為「暗空保育區」，人造光受到嚴格監控，多數情況下是禁止的。這裡就是我計畫夜間步行的地方，但我沒勇氣獨自前往。

巧的是，我看到英國廣播公司的一則新聞，一位夜間徒步嚮導卡洛琳．懷特曼（Caroline Whiteman）在南唐斯接受了採訪。兩週後，我在海邊的馬爾特羅碉堡[27]與卡洛琳及一群夜間步行者會合。

我們被告知不要穿著會發出沙沙聲、摩擦聲或吱吱作響的衣鞋，不要使用手電筒、頭燈或手機。不要講話，如果需要溝通，必須學狼一樣嚎叫。我們不被允許發出其他聲響。卡洛琳要我們排成一列，按照她的步調走，這會是一場緩慢的散步。我喜歡她既權威又清晰的解說，在無邊無際的夜晚，這種專制感散發一種魅力；當然如果在白天，可能會令我感到厭煩。

「這是為了大家的安全考量。」她彷彿能讀懂我的心思。

我想是吧，我們都感到不安，也沒把握能走完這段路。而且警察剛查封了我們要走的路線，因為當地城鎮正在進行年度煙火慶典，卡洛琳必須帶我們走一條她從未走過的路。這條路線沿著懸崖蜿蜒，懸崖俯瞰著大海，風時而消失時而颳起，貪婪撲

[27] 譯注：馬爾特羅碉堡（Martello tower）這類石造圓形砲塔興起於拿破崙戰爭時期，作為海岸邊的瞭望及防護建築。

向我們的頭髮、衣服和四肢。我們彼此陌生，對地形也不熟悉，任由自然擺佈。而且，我們看不見。所以，我確實希望領頭的人能夠嚴格專制一點。

我們迅速排好隊，留意自己的腳步，我們被鼓勵要「信任」它們。當我愈來愈熟悉靴底下的土地，我抬頭環顧四周。月亮升起，像一顆黃色珍珠掛在墨黑的迷霧中，她迂迴躲藏著消失在山丘和雲霧後方，然後再次探頭，光滑而明亮。她的形狀和位置不斷變化，當我們繞過懸崖，她已經出現在別處，或被雲層籠罩，看來就像一片零落的金色，讓我誤以為她是遙遠的一盞燈或一顆不羈的星星。

我們繼續走著，除了海浪咆哮，風拍打頭髮和帽兜的聲音，以及二十八隻穿了靴子的腳和地面輕微的摩擦聲，周遭一片寂靜。我勉強辨識出海浪白色的泡沫邊緣，樹籬和灌木叢的刺邊，以及前方群山的輪廓。偶爾雲層散開，金星和木星散發恆定的光芒。有一兩次，我聽到鳥群驚慌的叫聲，遠遠看見一對車頭燈在黑暗中蜿蜒而過。

油黑的海面，風力發電機的紅色燈光幽靈般閃爍。我們剛離開的城鎮已經小到看不見了。突然間，我們來到山頂，周邊只剩一片空曠、黑暗和風。這個地方在綠意盎然的白天充斥著遛狗的居民，夜晚卻顯得格外荒涼。

感官一團混亂，視覺不再佔據優勢，聽覺和嗅覺都被放大：海風是鹹的，靴子磨擦著大地，遠處有股淡淡的煙味。聲音和氣味隨風飄散，月光也是如此。我突然意識到，白天時，風只是無謂的干擾，然而到了夜晚卻成為主宰，既推動又妨礙著我們的行進。

我們不斷往前走，直到卡洛琳停下點了一根蠟燭，這是讓我們停下的信號，大家靜靜坐在一塊有遮蔽的低地。風力已經減弱，海浪聲依然在耳邊咆哮。我躺了下來，突然感受此地長久以來的孤獨。我之所以能盡情去感受，是因為身旁有人消除了我的恐懼。少了無所不在的恐懼，我能用開放心態去察覺細微的地景，也更容易感受潛藏在焦慮下的靜謐情感。

我試著理解此地的孤寂。這裡的黑原始而本質，與臥室裡柔和的黑全然不同，跟我在屋頂所感受到寬闊的黑也不一樣，更有別於花園裡蕩漾的黑。在這裡，黑暗像猛然襲來那樣虛空而波動，瞬息萬變！我感到有某種無法形容的東西正在消散，我的自我狀態變得不那麼穩定、也不那麼確定了。我變得脆弱——像個幽靈，而不是個女孩。

我把手放進口袋，握住眼鏡盒、關機的手機和鑰匙，這些簡單的物品從來沒有像現在這樣帶給我如此的安慰與喜悅。戴上眼鏡，我就能看得清；有了鑰匙，我能從這座孤獨的山頂逃回溫暖的家；有了手機，我可以聯絡朋友和家人。我口袋裡每樣物品都通往人群、愛和家的入口，讓我遠離孤獨，重返光明。最重要的是，這些熟悉的東西提醒了我，**我是誰，我的本質為何**。而在這片被風肆虐的荒涼大地，我發現我比想像中更快失去一部分的自我。

三個小時後，我們攀上狂風吹襲的黑色山丘，天邊忽然綻放一場光的雹暴——粉紅、黃色、藍色、紫色。前方的海灘被篝火、煙火和螢光棒映照得燦爛奪目，只這一步，我們便從黑暗之中，一腳踏進了閃爍脈動的城市光芒。然而，我感受到一種意料之外的深沉喜悅，人群、聲音、光芒，在那個瞬間，我渴望著人類沸騰的創造力，渴望溫暖與陪伴，渴望無盡的好奇心與勤奮不倦，正是這些成就帶來了煙火、爆竹和螢光棒。

人類學家藍翰（Richard Wrangham）相信，只有學會圍著火堆，彼此貼近，我們才真正的成為人類。[7] 我突然明白了，當你可以置身喧鬧、耀眼的喧囂人群，為何要選擇野性又令人畏懼的黑暗？我有一種強烈的衝動狂奔下山融入煙火、營火和人群。但地面一片漆黑又滿佈石塊，卡洛琳用手勢示意我們繼續跟著她走，不要說話。

我不是第一個產生這種感悟的女性。早在我之前，就有大膽的變裝者杜潘（Aurore Dupin），亦即十九世紀提倡性解放、眾所周知的喬治・桑（George Sand）。這位在夜裡寫作長達四十年的女作家，藉由男裝打扮來維繫她與夜晚的關係。她發現男扮女裝可以在夜裡出門而不會被騷擾或引來閒語，所以老是穿著粗布褲子和背心，戴上灰色帽子和厚重的羊毛領巾變身為男性，「這樣我就可以從巴黎的一端飛到另一端。」她說。[8]

十九世紀的歐洲服飾讓女性外出變得困難：精緻的鞋子穿個兩天就會開裂，嬌貴的天鵝絨帽在淋過一點雨後就變成破布，裙擺常因為到處拖曳而撕裂。然而，天黑之後的戶外行動更加地艱難，一個女人無法像男人那樣隨意捲起裙擺或擦去靴上不易看見的糞便。當她穿著華麗的服飾踉蹌前行，她的服裝、名譽和人身安全都冒著風險。喬治・桑發現了衣物和黑暗可以將她從社會期望中解放出來，她看見了生活中更多的**可能性**。

由於經歷了一段「熱切的神秘信仰」，十五歲的喬治・桑不睡了，她習慣在晚上保持清醒。幾年後她開始自學，刻意選在晚上十點到凌晨兩三點閱讀小說、詩歌到哲學家、無神論與異端學說。她的心態在夜裡高度開放，與宗教、信仰和哲學展開了激辨。[9]

她喜歡騎著馬兒到鄉間探險。她喬裝成男人，在夜色的掩護下，體驗無拘無束的自由。當然了，喬治・桑還是穿戴整齊地騎在馬上。而當代作家艾咪・利普羅特（Amy Liptrot）可就大膽得多，她在回憶錄中記錄了戒癮復原的過程。她描述觀察長腳秧雞的夜晚：「在這些無盡夜晚，我標註地圖坐標，在迷霧中跟著地圖走，這是屬於我自己的夜晚。」某天晚上，利普羅特做了一件她白天絕不會做的事：「我徘徊在布羅德蓋石圈[28]，脫掉衣服，圍繞這座新石器時代的石圈奔跑。」[10]

這就是黑暗帶來自由的奧秘：**一旦擺脫恐懼，它可能是最令人感到解放的體驗**。

第一次夜間徒步不久，我受到喬治・桑的啟發，在馬略卡島度過了兩個禮拜。喬治・桑在回憶錄《馬略卡島的冬天》（*A Winterin Mallorca*）裡，描繪了一種讓夜晚充滿生機的戶外活動。

喬治・桑曾經帶著兩個孩子及患有肺結核的作曲家情人蕭邦來到馬略卡，她親自肩負起照顧者的角色。她希望島上的溫暖和寧靜能讓蕭邦好好修養，創作音樂。但她的計畫徹底失敗，島上的氣候不如預期，蕭邦的身體越來越虛弱。他們住在瓦爾德摩薩修道院潮濕陰暗的房間，舉目無親，還受到當地人的冷眼相待，因為他們害怕被傳染「白色瘟疫」，而且島民對於這對未婚情侶不參加彌撒感到震驚。

喬治．桑經常在露台上一待就待到凌晨，欣賞月光下的景色，靜靜聆聽。她對夜晚的聲音著迷不已，回想起她待過的每個地方都有獨特的夜間音景：老鼠發出互相追逐的叫聲，滑溜的石板上重複的海浪聲，或呼喊……來自巴塞隆納的守夜人。黑暗中，她的思緒飄回馬焦雷湖，「這裡跟日內瓦湖不同。瑞士森林中冷杉松果持續的劈啪聲，與冰川上聽到的迸裂聲完全不同。」

夜晚不僅強化了聽覺，也喚起她過往的回憶。「在馬略卡島，」她寫道，「這裡的寧靜比任何地方都深沉。驢和騾搖動鈴鐺打破了寂靜，西班牙歌曲在荒蕪中升起。」她能聽到遙遠而微弱的海潮，以至於聯想到奇幻刺激的〈魔神〉詩篇[29]。更多

---

[28] 譯注：布羅德蓋石圈（Ring of Brodgar）位於蘇格蘭奧克尼群島的梅恩蘭島，這個新石器時代遺跡被聯合國教科文組織指定為世界遺產。

[29] 譯注：原文拼法是 Djins，此處可能指十九世紀法國浪漫主義作家雨果的詩 "*Les Djinns*"。

的聲音紛至沓來：小孩哭聲、哄睡的歌聲、豬叫聲……還有農夫誦讀《玫瑰經》的聲音。

喬治．桑和孩子有時在天黑後到山中漫遊，藉以遠離村民的審視，尋求一些隱匿的自由，直到某晚，有個醉漢竟然跟蹤他們回家。之後這名醉漢經常出現，不時嚷嚷地大敲他們的房門，試圖騷擾。喬治．桑只好告誡孩子不能再夜行了，他們必須待在修道院，否則會被扔石頭。就這樣，一個粗暴的男人封閉了喬治．桑和孩子的世界——這是個再熟悉不過的故事。

喬治．桑在安全的修道院迴廊漫遊，厚重的黑暗令她既焦慮又愉悅。即便身為大膽的變裝者，她也無法擺脫恐懼的威脅，尤其當暴雨來了，風整夜發出低沉的呼號。

在一個暴雨夜，她和兒子從帕爾馬（Palma）返回。馬車在雨中故障，喬治．桑只得下車步行：「雨下得像洶湧的波濤，雲層比墨水還黑，遮住了月亮的臉。月亮被空中的怪物吞噬，將我們遺留在藍黑色的迷茫中。我們彷彿雲朵般漂浮，甚至看不清地面。」他們走了三個小時，穿越瀑布奔流的山脈和被連根拔起的樹木，到家時渾身濕透。

在漆黑無邊的夜色中，喬治．桑突然頓悟：人類生來不是為了與野性自然共處，而是為了與其他的同伴共同生活。能為人類提供庇護的不是孤獨，而是與他人和諧共處。所以，我們充滿愛的心靈不應讓彼此擦身而過，唯一該做的，就是互相扶持。」[11]

喬治・桑在不眠夜意識到**她並非孤單一人**。這種觀念的催化源於漫長的夜晚，並在夜色中逐漸清晰，我親身經歷過。如果沒有黑暗，如果我們活在永晝，我們如何能經歷這種戲劇化且令人震撼的時刻？當然還有其他方法，**但沒有一個比夜晚來得直接而方便**。

一天晚上，我走上巴爾德莫薩（Valldemossa）的房間陽台。喬治・桑對馬略卡黑夜的描述在我心中留下了鮮明印象，我納悶是否也能聽到這個島嶼獨特的夜間聲響。往下俯瞰，我皺起了眉頭。通往大海的無際平原變成了一片霓虹火焰，像個橘色光灘。這些亮光是打哪來的？體育場？高速公路？

隔早我推開陽台的門，景色在我面前鋪展開來，那是一片綠褐色平原，不見一盞燈，不見一條道路。難道昨夜的霓虹火焰是一場夢？後來，我詢問了夜晚光亮的來源。平原上有足球場嗎？沒有，「那是帕爾馬機場，晚上七點亮燈，早上八點熄燈，從山上就可以看見。」他們說。

喬治．桑筆下如墨漆黑的馬略卡夜晚，永遠的消逝了。

我和馬修走在巴爾德莫薩的山丘上，驚嘆於在黑暗中竟能走得這麼穩當。我從卡洛琳帶領的夜間徒步之旅注意到這點：儘管走了好幾英里的上下坡，穿過草地、崖壁、白堊小徑、泥巴和碎石，卻沒有人因此摔倒。當身體習慣了黑暗，感官重新調節，我們的雙腳就會以謹慎而增強的信心，一次次踏出步伐。

我越是經常在夜間行走，就越能察覺身體的微妙變化——那是一種**在空間中移動**的感覺，就像**第六感**。我的夜視力開始發揮作用，嗅覺和聽覺也變得敏銳，身體以不同的方式與周圍地景保持著互動。通常，這些互動表現在極細微之處：腹部肌肉微微收縮，幫助我保持穩定；手臂隨意垂放，隨時保持平衡；我輕輕嗅聞空氣。我逐漸脫離了人類，像一隻哺乳動物。

於是，我開始把夜間行走視為一種謙遜的行為。在黑暗中前行，被迫拋下視覺的確定性，轉而依賴平時絕少使用的感官。我發現，我們祖先所獵捕的動物才是夜間地景的主宰，牠們能看見、聞到或聽到人類，但我們卻無法看見、聞到或聽到牠們，這讓我感到——謙卑。

有一晚，馬修和我從馬略卡島海岸步行到索耶爾鎮（Sóller）。四周寂靜無聲，黑暗如液體流動，街上所有的窗戶都關著，一絲燈光也沒。那些封閉的街道半圍繞在高聳的山脈下，讓人感覺到一種末日氣息，在這種地方，隨性的對話似乎不太合適，甚至有點危險。

由於對地景和路線不熟悉，我們精神高度緊繃，眼神遊移，周邊視覺加倍運作，大腦反應的速度是平常的兩倍。黑暗中，我們會優先處理周邊視野的影像，然後才看見它們，而且帶著強烈的戒備。[12]

在這個時刻處於未知之中，我們警惕而曝露，完全依賴著彼此。但在這種無言中又有一種親近感，我們默默走著，手牽著手，因為突如其來的脆弱而緊緊相依。在陌生的黑暗裡，我們對彼此的需求變得鮮明而原始，這種感覺在明亮的環境中經常被忽略。我想告訴馬修這件事，又不想打破針尖般的寧靜，所以我緊握著他的手，他也回握著我的。

我從夜間行走的經驗得知，雖然我嚮往在凌晨兩點獨自融入夜色中，**但實際上，我寧願和他人在一起**。說來奇怪，讓我最感動的是「人在黑暗中的存在」。我的戶外夜間自我還沒克服恐懼，讓我感到羞愧和失望。同樣地，我意識到，唯有和同伴一起待在孤單而陌生的地方，我才有心情去欣賞星星點綴的夜空，感受呼嘯的風，享受海浪拍打的聲音。因為，如果沒有同行者陪伴，我只能聽到劇烈的心跳，還有內心抑制不住的尖叫。

也就是說，每個人都是自我探索的工具，只不過有些時候，我們發現的並非是最初期待的樣貌。

夜間徒步嚮導卡洛琳自言，她小時候非常怕黑。每晚她裹在羽絨被中緊閉雙眼，感覺有怪物從衣櫥爬出來，幽靈從抽屜溜出來，可怕的惡魔從床底飄出來。長大後，她明白房裡的怪物只是出於她的想像。但某天晚上，卡洛琳在回家的路上遭人跟蹤，她聽到背後傳來腳步聲，認出那急促而沉重的聲音是某個跟蹤者。她再次感受到兒時的脆弱、孤單和鋪天蓋地的恐慌——她的夜間恐懼又回來了，這次與她豐富的想像力無關。

「在黑暗中被跟蹤，意識到自己是獵物，讓我堅信黑暗是危險的，不適合我。」

我們在明亮的咖啡店共進早餐，卡洛琳回憶道。「我的第一次夜間步行，是參加了一門荒野課程，那簡直令我震撼！我完全放下身為人類的感覺，所有焦慮都消失了。我愛上待在黑暗裡，就像重新奪回了屬於我的夜晚。」

她停頓了一會兒，告訴我夜晚的「隱匿性」如何以一種深刻的方式與她對話。「夜晚沒有批判我，也沒有光線讓別人可以藉此批判我。身為女性，我們被身體形態所束縛，但在夜裡，這一切不復存在。我覺得自己跟別人不一樣，夜晚為我的**他者特質**提供了庇護。」

卡洛琳驚奇於夜間步行的體驗，不久就開始帶領步行導覽，成為英國首位女性夜間健行的領隊。「我想與每個人分享**自我賦權**的感受。」她補充，「我帶領夜間健行導覽至今已經六年了，碰到的數百名女性都給了我相同的回應。當你發現**恐懼的來源也能成為力量和喜悅的來源**，真的是一種解脫。」

有時候，卡洛琳徹夜行走長達十五英里，直到黎明鳥鳴響起；有些路線她赤腳前行，「我喜歡像野生動物那樣行動，周邊視野變得敏銳，其他感官也跟著活躍起來。不知不覺我的大腦關機了，只靠著雙腳的指引——彷彿把大腦移到了腳底。聽來有點怪，但我找到古老卻熟悉的自己。」

卡洛琳也迷路過幾回，但她總能尋到一條發光線索般的路徑。「這種情況只有在我心靈平靜、目光柔和時才會發生，就像一個內在導航，一種第六感，讓我找到未曾發現的路。」她學會透過雙腳來辨認路徑，「看土壤是潮濕的還是堅硬的，是沙地，還是正踩著嘎吱作響的蕨類或樹枝。雙腳可以讀取地形，只是我們忘了如何傾聽，我們已經不再像祖先那樣對土地有親密的理解了。」

我問卡洛琳，人們對於夜間步行的哪些層面，最可能產生本能反應？她毫不猶豫回答：「樹木，以及深邃的黑暗。夜晚置身於樹林間，真的讓人很觸動。」

「那麼，你認為女性為什麼特別怕黑？」我想著自己忐忑不安的恐懼。

卡洛琳短暫移開視線，然後望著我。「沒有人說得出口，因為我們不喜歡那些字眼，但我們心知肚明。那些字眼如此醜陋：我們害怕被強姦和謀殺。男性塑造了女性的夜間經驗。每當有女性遭到強姦或謀殺，男性就在形塑我們的夜間經驗，而這種情況又在犯罪小說和電影中不斷延續下去。」

她晃動黑色的捲髮，下巴緊繃。「無論是跟著有組織的團體行進，或和親朋好友同行，或在安全情況下獨自行走，我們都必須**繼續**在夜裡行走。我們不能讓少數男人控制我們的世界。女性在夜晚集結到現在還算是一種激進的行為，但至少不會像當年那樣被當作女巫丟進水裡淹死了。」

雖然在深夜行走對我來說有些過激，但歷史上其實有一個悠久的夜間徒步傳統：在某些突如其來的時刻，女性常常獨自走夜路，藉此走出痛苦。從詩人艾莉娜．法瓊[30]到舞者伊莎朵拉．鄧肯[31]，再到女演員帕翠夏．尼爾[32]，層出不窮。

令人氣憤的是，我們只聽聞過狄更斯的這類壯舉：他在父親去世後吹噓自己不受世俗眼光的束縛，「凌晨兩點徒步超過三十英里，穿越死寂的夜」。遺憾的是，沒有

[30] 譯注：艾莉娜．法瓊（Eleanor Farjeon，1881-1956），英國作家，以兒童文學和戲劇、詩歌、傳記、歷史和諷刺小說聞名。

[31] 譯注：伊莎朵拉．鄧肯（Isadora Duncan，1877-1927）為美國舞蹈家，現代舞的創始人，是世界上第一位披頭赤腳在舞台上表演的舞者。她的舞蹈動作完全自由，從人為的技術性限制中解放出來，擺脫對輝煌而空洞的動作技巧的依賴，隨興而發，經常有即興創作。

[32] 譯注：帕翠夏．尼爾（Patricia Neal，1926-2010）為美國女演員，作品有《地球停轉之日》《人群中的一張臉》和《蒂凡尼的早餐》，曾獲奧斯卡獎、金球獎和東尼獎。

女性敢於宣稱她的夜間漫步很「有名」。她們無法像狄更斯那樣大發議論，[13]她們只能以一種隱秘的方式進行。

我在想，這些女性得以邁開步伐走出傷痛，是否因為受到難以抒發或控制的情感所迫，才有勇氣走進黑夜？還是說，那只是因為我們過載的情緒和大腦知道，必須將皮質醇和腎上腺素給排出體外，才能得到片刻的平靜？

最終，我決定測試一下我的夜間自我。在某個輾轉難眠的凌晨，我披上大衣，穿上威靈頓靴，一腳踏進了黑暗。我心口一陣緊縮，脈搏加速，突然渴望有隻手牽著我，或一隻狗跟在身邊，或是有冷靜穩重的卡洛琳可以追隨。但此刻，我獨自一人：我和我的夜間自我，逃離臥室低矮的天花板，用滿天星斗的穹頂取代了四周逼仄的牆壁。

我沿著小路走進一片田野，隨著步伐移動，心跳漸漸平穩。黑暗友善地輕拂過我，空氣裡彌漫著香氣——潮濕的羊毛、蕨類植物，以及被踏平的草地。我聽到樹木搖曳，灌木叢裡突然傳來什麼東西的聲響。我打開手電筒，什麼也沒看見。

我將思緒轉向外界，遠離荒謬的幻想，展望前方的地平線。我發現地平線跟白天看到的截然不同。陽光下，地平線隨著我們的接近而後退，總是位於前方，成為一個誘人的而無盡延伸的分界，將天地隔開。但到了夜晚，地平線觸手可及，可以跨越，可以感受終點就在那裡，一個可以到達的邊界。

但是，要跨越到……哪裡？

地平線突然出現在眼前，樹木和森林，烏鴉般漆黑，樹枝朝著天空張牙舞爪。我的心臟再度劇烈跳動起來，驚恐萬分，我跌跌撞撞地朝小屋狂奔！

然後，我想起來該怎麼做了。我停下抬頭，纖細的金色月亮懶洋洋地仰躺著，獵戶的劍斜指大地，北極星就在它該在的位置……我的恐懼瞬間消失了。我轉身回到田野，朝樹林走去。

# 12 狂野的

狂野之夜——狂野之夜！若與你同在，狂野之夜便是我們的奢華！

——艾蜜莉・狄金生，一八六一年

我們的「夜間自我」在森林中展現了最多的樣貌。當樹枝遮蔽光線，當陌生聲音環繞，當任何東西都可能潛伏在上方、身後或腳下，我們便從一個理性而適應良好的人，變成一個自己幾乎不認得的人。只有陷入沒來由的歇斯底里，我們才會發現自己擁有的掌控力少得可憐，內心是多麼毫無邏輯和理性。

我第一次遇見我的「森林夜間自我」，是二十一歲時。當時我被一隻大棕熊追趕著從喜馬拉雅山的樹林往山下跑。天色已晚，我和男友偏離了主幹道，不得不在一個破舊、沒有屋頂和門的簡陋小屋過夜。身邊沒有食物和水，沒有手電筒或毯子，我們擠在一起瑟瑟發抖，四周深不可測。整晚森林翻騰著發出嘶嘶聲響，我們腦袋裡瘋狂想像蛇、狼蛛、美洲獅，還有那隻憤怒的熊，一心祈求仁慈的晨光趕快降臨。

我完全知道我的「夜間自我」在森林裡會變得怎樣，而且，那不是我想再次見識到的。

不過當時是在喜馬拉雅山，而現在我人在英國，我渴望某種唯有「樹林夜曲」能帶來的感受。因為夜間的森林是這樣的：大概只剩這片地景，能讓我們擺脫現代世界，逃離各種光芒和引擎轟鳴。在夜間的森林，可以找到我所渴望的原始而純粹的黑暗。

我總是試圖透過科學資料和嚴謹的統計數據，來駕馭我內心失控的恐懼。首先，我參考森林專家彼得・渥雷本（Peter Wohlleben）的說法：「從統計學的角度，夜晚的森林是最安全的地方之一」。[1]我告訴自己，儘管森林裡有狼和強盜出沒，但現在已經沒有了。至於我們遠古祖先會擔心致命的墜落和溺水，現代人已經發明了手機和手電筒，而且我會游泳。

同時，我開始研究夜間的樹木：樹木和人類一樣會睡覺。黑夜降臨時，樹木會停止光合作用。白天樹木透過葉片吸收氧氣，利用陽光將水和二氧化碳轉換成糖分，然而到了夜裡，樹木依賴儲存在樹皮下的碳水化合物來獲取能量，該過程的副產品是二氧化碳，跟我們呼吸時產生的副產品一模一樣。

這還不是樹木在睡眠時與人類唯一相似的地方：樹木跟我們一樣也會將身體蜷縮起來。研究人員調查樺樹的樹冠，注意到隨著光線變暗，樹葉和樹枝會開始下垂。有些樹木蜷縮得很誇張，以至於它們在夜間的高度比白天矮了十公分！在夜裡，樹幹也會些微的膨脹。由於樹葉會睡覺，透過根部吸收的水分必須等到白天才能被吸收，因此水分就留存在樹幹中，沃雷本稱之為樹的「水腹」。

我發現知識總是能為我帶來勇氣，給我一種確定感，更重要的是——可以讓我轉移注意力。與其擔心**樹的後方**隱藏著什麼東西或什麼人，我的思緒得以專注於**樹木身上**發生的事。擁有了這些樹木知識，也許我就能穿越黑暗的森林。可能吧！

就在我半信半疑研究睡覺的樹木時，我遇到的一位女士給了我一劑強力針，讓我看見了恐懼包含的可能性。我將這個機遇視為一種徵兆。

我一直很欣賞加拿大藝術家艾蜜莉・卡（Emily Carr）的畫作。我喜愛她的作品，卻很少注意她筆下陰暗的樹林，而偏好那些明亮大膽的風景畫。但某個晚上，我瀏覽網路時看見〈月色下的史丹利公園〉（*Stanley Park by Moonlight*）這幅畫中的碧綠和炭灰色調，我不禁好奇，她是如何畫出如此陰森卻又詭譎的畫面。

卡筆下的森林是個真實存在的地方，位於溫哥華史丹利公園中一個無人問津的角落。她通常大晚上在這裡走動，對於此處盛傳的自殺事件不以為意。她帶著狗走進一片稱為「七姊妹」的巨大雪松林，這片密林隱藏在草地小徑的盡頭，四周被茂密的灌木叢環繞。在這裡，她愛上了荒野的無垠，她寫道，「那令人敬畏的莊嚴、宏偉與寂靜，是我感受過最神聖的事物！」在這昏暗陰森的地方，她聲稱找到了上帝，「就存在於樹林之間的偉大氣息之中。」

我不禁好奇，卡為何能鼓起勇氣在夜裡到森林中行走，那無疑是個令人害怕的地方？事實上，早在畫下史丹利公園之前，卡就與自己的夜間恐懼對抗過了。她的生活**介於不斷克服與重新克服恐懼之間**，這個過程為她帶來了創造能量。根據卡的說法，恐懼是藝術創作的必要元素：「你必須出門與大自然搏鬥，全神貫注地這感受一切。」

她的第一次頓悟發生在哥倫比亞省北部的偏遠村莊格林維（Greenville），她去那裡是為了寫生。當她推門走進一棟黑暗荒廢的校舍，也是她計畫過夜的地方，不意被那裡的陰沉和荒涼給嚇了一大跳，「連火柴也無法在那沉悶的空氣裡點燃。」然而天色已晚，她無處可去，只好硬著頭皮待在那裡徹夜未眠，「處於令人窒息的黑暗，渾然不知伸手會在周遭會摸到什麼。」

卡透過一些儀式性的活動，包括燒開水、調時鐘、翻日曆，跟恐懼和解，以**重新建立存在感**。此後，她的夜間森林散步也使用了同樣的技巧，藉由唱歌或吹口哨，重新確立「人類的」存在感。

然而，卡從未想要**克服**恐懼，因為她察覺到，她對外在環境的恐懼，在本質上其實是一種對**死亡**的恐懼。根據她的傳記作者所述，卡很難真正體會森林的生機，除非她勇於面對死亡。很長一段時間，她都靠著模糊的警覺作畫，這是種長時間被森林中某種難以界定的敵意注視著的感受，而最終她逐漸接受、甚至歡迎起這種感覺。」[2]

卡並沒有讓恐懼阻礙她的森林夜間行走，相反地，她把脆弱和恐懼轉化為創作的燃料，使得畫作充滿了張力和複雜度。**在恐懼的表象下，她發現了靜謐而無窮的生命力**。這種生命力有一部分是恐懼帶來的生化反應——這是人類古老的反應，讓我們能在最短時間內逃離危險，此時身體充滿腎上腺素，呼吸加快，富含氧氣的血液流進肌肉中。一旦意識到危險解除，我們會產生強烈的解脫感，甚至欣喜若狂。難怪卡覺得「上帝被擠在教堂裡喘不過氣」，她的夜間體驗強烈得超凡脫俗，讓她領悟到只有開闊之處「才是上帝的空間。」

有了滿腦子知識和卡的經歷作為後盾，我開始在花園小樹叢中收集柴火，藉此蓄積勇氣。有天晚上，我採集了一籃引火木回家，結果徹底迷了路，暈頭轉向。沒有路徑的指引，我徘徊了好幾個小時，穿梭在幾十棵看起來一模一樣的樹木之間。它們長得都很像——樹幹、樹枝、地面腐爛的落葉——我找不到出路，也沒帶手機。

這裡半點光線都透不進來，我盲目地走著，應該是在繞圈子——雖然當時毫無所覺。黑暗漸形濃厚，我的手指和腳趾因寒冷而麻痺，恐慌湧上喉頭。我知道小屋距離這裡不超過百尺，我知道家人們都在屋裡爐火旁玩桌遊，然而我還是徹底而愚蠢地迷路了。

我聽過在美國著名的阿帕拉契小徑[33]，有個登山客偏離了主幹道去小便，結果一轉身就在森林迷了路，最後失去方向感而喪生。突然間，我明白了在黑暗的森林失去空間感的速度是多麼驚人！沒有星星導航，沒有遙遠的燈光指引，沒有引路小徑或可辨識的地標，大腦在恐慌的壓力下逐漸崩潰。在這盤旋的恐懼裡潛伏著一種可能：我們會徹底迷失方向，永遠消失。

當我在狹小的林地徘徊，這些念頭在腦海飛速閃過。我深信，森林對於隻身前往的男女而言都是恐懼的來源，尤其在夜晚。卡完全同意這點——夜晚的森林是我們最害怕的地方，因為我們直接感受到**死亡的可能**。也就是說，我們害怕的不是森林，而是死亡。我們直覺認為（雖然在我那片小樹林裡這麼想，顯然是誇張了）在黑暗的森林，比其他地方更容易喪命。

或許，這種情不自禁的想法，並不像我那熱愛嘲諷的日間大腦所認為的那麼不理性。原來，我們的夜間大腦在空間感知上，比我們所以為的更加脆弱。大腦有一種神經元 AHV（Angularheadvelocity，角頭部速度）細胞，會追蹤我們頭部的方向、移動

㉝譯注：阿帕拉契小徑（Appalachian Trail）是美國東部著名的健行路徑，途徑十四個州、八個國家森林和兩座國家公園，全長約三千五百公里。

和速度，幫助我們在空間裡找路。這些神經元依賴於視覺線索，而在黑暗的森林，這些線索不但稀少，又難以辨識。

當我們的 AHV 細胞（姑且比喻為）看不見，我們會無法辨認位置，迅速失去方向感。幾分鐘內我們可能感到極度迷失，再待得久一些，就很難判斷自己的速度。一旦依賴 AHV 細胞運作的「大腦指南針」完全失靈，我們就無法分辨自己是順時針轉了九十度，還是逆時針轉了一百八十度。相同效應也可見於小白鼠的實驗，這代表即使是夜行性動物，也非常依賴視覺線索來辨別空間和方向。[3]

所以，卡害怕在昏暗森林中喪命是有道理的。然而，雖然經歷了那次混亂的森林體驗，但困擾我的並非迷失方向或死亡的可能，而是別的東西。

* * *

我缺乏卡的勇氣，所以我的第一次夜間森林漫步，是跟著一大群同伴一起進行的。在我生日那天——一年當中就只有這麼一天，家人們願意配合我，做我想做的事情。

「我不要禮物，」我說。「我只想做一件事。」

他們瞪大眼睛看著我。

「你要我們除草？洗衣服？幫你做晚餐？打掃房子？」他們胡亂地猜。我的確想選「打掃房子」，但是我沒這麼做。

「我想在深夜，邀請大家一起到森林裡漫步。」我回答。經過一番猶豫、嘆氣和翻白眼，他們同意了。那晚，我們一行人穿上外套，圍上圍巾，開車前往住家最近的森林。這片森林擁有三百六十公頃的古老林地，環繞著一個湖泊，其中交織著泥濘的車道。

沒有月光的夜晚有如靴油般濃稠漆黑，不出幾分鐘，樹木就像緊緊纏繞的斗篷那樣地聚攏過來。我們加快了腳步，拿手電筒掃過小徑，照向灌木叢，光影來回映射著樹幹。我立刻察覺了恐懼的來源：我們害怕的不是黑暗，而是人造光四處投擲陰影，在遠處製造了濃烈的黑暗，迫使眼睛只能看見光束照到的地方，而無法察覺角落和縫隙。我們應該把手電筒留在家裡，讓眼睛適應黑暗。

人眼需要至少二十分鐘，才能適應黑暗。我們眼球後方有數百萬感光細胞，稱為視桿細胞和視錐細胞。在白天，我們依靠視錐細胞來分辨顏色。每隻眼睛只有六百萬個視錐細胞，而相較之下，視桿細胞卻有一點二億個。視桿細胞能區分明暗，在光線不足時發揮作用，提供微弱的夜間視力。夜行性哺乳動物擁有的視桿細胞通常比人類多，而視錐細胞則明顯比人類少。例如，獾擁有為數不多的視錐細胞，牠們的夜間視力只稍微比我們好一點。我喜歡這個想法——我能看見的陰暗景色，跟獾看見的幾乎一樣。

「我們應該關掉手電筒！」但這個建議為時已晚，我們的眼睛被光線過度刺激，一回到黑暗裡，根本什麼都看不到。而且天氣太冷，沒辦法待到眼睛適應。我們只好繼續前行，揮舞著手電筒談天說笑。終於回到車上時，我女兒伊莫珍轉向我：「我喜歡這個體驗！」

那晚，我拿起英國作家瑪麗・韋伯（Mary Webb）的著作，重讀她在什羅普郡森林中狩獵貓頭鷹的記述。夜晚的森林裡，韋伯踮著腳尖走在苔蘚上，穿過巨大檸檬般的月亮下黑銀相間的小徑，發現了一窩貓頭鷹。然後她坐了下來，安靜地觀察。[4]

我翻閱書架上那些關於「女性夜間編織者」的作品：安妮・康威[34]在《夜間沉

思》（*A Nocturnal Reverie*）中感受安適的寧靜和無聲的思緒，那是「語言無法形容的高度。」[5]再來有多蘿西・華茲華斯㉟，她在森林躲避猛烈的暴風雨：「冬青樹下，山楂籬笆間黑色而尖銳的雨水，閃爍著千萬鑽石的光彩。」[6]再到娜恩・雪柏德，對她來說，「夜晚將微不足道的世界，置於真實的觀點之下。」[7]然後有克拉拉・薇薇安，她在暴風雨夜晚身處孤寂的森林，脫下衣服在濕潤的苔蘚中打滾。[8]我一遍遍閱讀，發現黑暗對女性的生活來說是多麼重要，這些描述滿溢著興奮和敬畏，喚起各種已然失去的黑暗。從古至今，黑暗讓我們覺得既陌生又可怕，以至於我們將它從生活裡排擠了出去。

我們當然知道這是怎麼發生的。現代人有了人造光，油燈、石蠟燈、煤氣燈和電

㉞譯注：安妮・康威（Anne Conway，1631-1679）原名 Anne Finch，是十七世紀英格蘭哲學家。她是當時少數能追求哲學興趣的女性之一。由於在那個年代女性無法上大學，因此她透過書信向劍橋柏拉圖主義者亨利・摩爾學習哲學，以此方式成為了一位哲學家。

㉟譯注：多蘿西・華茲華斯（Dorothy Wordsworth，1771-1855）為英國作家，同時也是浪漫主義詩人威廉・華茲華斯（William Wordsworth）的妹妹。

燈，讓我們將白天延伸到了夜晚。光線和顏色能夠提振心情，注入能量，消除對黑暗根深蒂固的恐懼。資本主義欣然接受延長的工時，多，還要更多。

與此同時，黑暗的文化和宗教意涵在陰影中低語，象徵著無知、未知、髒污、危險、偏差和惡行。時至今日，黑暗仍與憂鬱、焦慮、悲傷和精神疾病息息相關，無論從哪個角度看，它都不受歡迎。世界越是輕盈明亮，我們就越不想要黑暗，也難怪，現在只有少數人願意在漆黑的森林裡從容的漫步。

然而，我開始愛上了戶外的黑暗！我喜歡香氣在夜空綻放，我愛自己變得敏銳，能聽見最細微和被慣常忽略的聲音。我愛全心全意地活在當下。我愛夜空以神奇的方式讓我變得平靜，我愛靴子踩在地面發出嘎吱和悶響。我愛那在空中飄蕩著難以辨認的奇異聲音。我愛黑暗讓熟悉的事物變得陌生，讓已知變成未知。我愛時間的流轉和靜止，過去悄然消逝，未來不再絮絮叨叨，每秒鐘同樣緊迫而重要。就在此地，此時，全然地活著。

但**在黑暗的森林獨處？那裡沒有禮物吧！**我的夜間自我尖銳地指出這點。光這個念頭就讓我全身每一根纖維、每一吋骨頭和筋肉都在抗拒。我永遠不會大晚上獨自待在森林裡，不可能！

直到我的編輯溫和地催促，以及我的「日間自我」的干預下，我終於走進一片漆黑的森林。當我安慰自己這個嘗試是為了別人（我的編輯），而且我知道有人也走過這條路（歷史上的夜間編織者），這件事就變得沒那麼可怕了。一旦沒有太多時間細究，沒有太多機會讓奔馳的恐懼淹沒反駁的聲音，這件事做起來就容易不少。

於是某天晚上，我送完女兒到機場趕搭清晨的班機後，我一鼓作氣進入回程經過的那片森林。我開了快一小時的夜車，眼睛酸澀，背部疼痛，我那警覺而理性的「日間自我」正處於主導地位。她建議我找個下車散步，舒展四肢，把這一章寫完。我的身體立刻僵硬起來，心臟緊縮。我開始找藉口：我沒穿合適的鞋，我沒有帶夜行手杖，今晚看不到月亮，也沒有星星。我沒帶狗。不行，不可能。

但「日間自我」是這樣的——她會緩解高漲的情緒，打破那些非理性或不合邏輯，她會抑制想像力，抑制恐懼。我聽到她實事求是的聲音：你可以拿後座的傘當做手杖用。不要用鞋子當作藉口。把家裡鑰匙握在手裡。就只是度過黎明前九十分鐘的黑暗罷了。

我將車停在一間酒吧外頭，不小心觸發了停車場的感應燈，所以我一下車就落入一片熾熱的白光之中，有種暴露無遺的感覺。我將雨傘緊握胸前，穿越馬路，沿小路進入森林。風中傳來一陣金屬的尖銳哐噹聲，恐懼瞬間如烈火襲來，心臟劇烈撞擊肋骨，我的雙臂緊緊貼著身體，我的夜間自我在耳邊尖叫：**回頭，快回頭——你搞不好會被強暴、謀殺，甚至喪命！**

然後突然間，我聽到貓頭鷹悠長低沉的鳴叫，我發現恐懼倏地消失了。不知為什麼，貓頭鷹的叫聲安撫了我，讓我轉移注意力，也令我內心安定了下來。牠似乎邀請我進入牠的地盤。

沿著小路前進，鞋底泥漿四濺。樹木在上方狂舞，樹枝摩擦著樹幹，發出嘎吱和喘息，黑暗中傳來低語。越來越濃密的森林像個黑玫瑰的洞穴，恐慌湧上我的喉嚨。此時，貓頭鷹的叫聲再次穿過樹冠飄忽而來，在前方召喚。我回頭望去——除了我的夥伴們：一隻孤獨的貓頭鷹、風、成千上萬的樹木和黑暗，我完全獨自一人。我繼續前行，我的日間自我不斷給我冷靜的提醒（**放心吧，殺人犯不會大半夜潛伏在森林裡**），我的夜間自我則給我溫柔的陪伴。

我以前走過這條路，但從未在一片漆黑時走進來過。無可厚非地，我錯過了轉彎，要嘛走得太遠，或者走得不夠遠，但最終還是找到了位於森林深處的湖泊，它安靜地閃著幽芒。漫步於湖岸，我陶醉於自己微小的勇氣，也感受到開闊空間帶來的解脫。

成功克制恐懼之後，我開始享受起這場漫步。先前的驚嚇顯得有些荒謬，我的思緒飄忽。風吹拂之際，我想起父親筆記本上的一句話：**「黑暗只不過是光明的缺席。」**噢，我不同意，父親誤解了黑暗的本質。我認為，黑暗並非光明的不在場、缺席或喪失，而有其獨特的特質、靈魂、智慧和美麗。在這片森林，在黑暗的環抱，我親自見證了這點。我想告訴父親，因為他的離世，我才能夠看見這些，這麼多黑暗的禮物，都源自於他。

在黎明的微光中，我帶著歡快的心情回到車上，沉醉在狂野的自信裡。我征服的不是黑暗，而是恐懼——古老而過時的恐懼。我知道有朝一日恐懼會再度降臨，它深深刻在我的骨子裡，不會輕易被擊敗；但我也知道，今晚它被擊敗了，因為我不再將黑暗視為仇敵。因為，**黑暗已然成為我的朋友**。

# 13 著迷的

夜空遼闊而包羅萬象。我們不需要睡覺。

——桃樂絲．理察森（Dorothy Richardson），《朝聖》第一卷（*Pilgrimage1*）

受到森林漫步的鼓舞，我的「夜間自我」稍微放下了一點恐懼。我發現，當你心裡預期會有危險時，這時候的恐懼感最為強烈——無論是真實或想像的危險。而一旦身體開始移動，恐懼就轉移或縮減了。

然而，恐懼從未完全離開。相反地，我當時情緒亢奮，感官像剪刀銳利，血液在皮膚下奔流。我知道恐懼的「夜間自我」隨時可以在某一瞬間返回：只要一個陌生聲響、一盞移動的燈光，或任何人類的跡象。我也發現，恐懼會隨著月相變化而增減，也就是說，光持續安撫著她。

但接下來的幾個星期，當我不懈地讓自己習慣於戶外的黑暗，我發現了一個東西比任何事物更能抑制夜間自我的恐懼——我稱之為「**入迷**」的感覺。有些人稱之為「敬畏」「驚奇」或「莊嚴」，在那個當下，它更像一種魔法。心理學家試圖解釋這種「敬畏」的科學，當富想像力、創造力和好奇心的夜間大腦被點亮，感官全開，入迷感就顯得強烈而深刻。而一旦沉浸其中，恐懼便悄然消失在低矮的灌木叢了。

我的「夜間編織者」前輩們告訴我，不需要一場戲劇化的流星雨、或夜鶯稀有的歌聲，也能激發夜晚帶來的驚奇感。甚至連那些不起眼而被忽視的昆蟲，往往都比可預測事件更能帶來震撼。

我的昆蟲知識啟蒙始於美國自然主義作家珍・史特拉頓—波特（Gene Stratton-Porter）。一九〇八到一九二五年間，超過五千萬個美國人閱讀過她的作品，譯成二十種語言。她除了是文學界紅人，也是環保人士、野生動物攝影師、電影製片、專欄作家和詩人。然而，出於一股對飛蛾不尋常的狂熱，她寫下了《林伯羅斯特的飛蛾》（*Moths of the Limberlost*）一書，搖身一變成為黑暗中的冒險家。

當朋友向我推薦史特拉頓—波特的飛蛾著作，我不由得皺起眉頭。年輕時，我在餐廳當過服務生。我記得餐廳老闆是個身材魁梧、肌肉發達的約克郡人，他坦言飛蛾有一種讓他渾身發麻的厭惡感。晚上工作時，我們必須跟壁燈保持距離，因為我們都無法忍受靠近那些盤旋的飛蛾，牠們的翅膀在藍色燈泡上發出滋滋聲響。

「牠們令我毛骨悚然。」老闆打了個寒顫，「這些醜陋又眼瞎的小怪獸……」

這股厭惡感一直留在我的心中，而且我家裡不時會出現衣蛾啃食地毯、窗簾和衣物，更加劇了這種感覺。多年來，我在屋裡掛滿了捕蛾器，然而，飛蛾仍繼續啃食襪子、圍巾、裙子和毛衣，就像蚊子和蟑螂，牠們都是在夜晚出沒且令人厭惡的昆蟲，不值憐憫。

「**蝴蝶哪裡不好了？**」我問女兒布里歐妮。相較於蝴蝶，她似乎對灰暗笨拙的飛蛾越來越感興趣。布里歐妮瞪大了眼睛：「飛蛾很神奇啊！牠們就像會飛的舌頭，品嚐著牠們降落的一切，而且翅膀之下還有耳朵，牠們比蝴蝶有趣得多了。」我想珍．史特拉頓—波特肯定同意這個論點。

飛蛾如同「夜間自我」，是黑暗帶來的禮物，擁有獨特的魔力。過去十年來，昆蟲學家在飛蛾身上發現了諸多驚奇。飛蛾不僅能透過腳品嚐食物（許多飛蛾的剛毛和鱗片末端有味覺受體），有些甚至能透過肚子聽見聲音。許多飛蛾能夠干擾蝙蝠的超聲波定位系統，而蝙蝠則喜歡以飛蛾為食。此外，有些飛蛾沒有口器，從不進食，牠們可以靠著幼蟲時期儲存的養分存活好幾個星期。

研究顯示，飛蛾幼蟲在蛻變的過程中能夠保留記憶，這個驚人的過程就發生在牠們所織就的絲繭裡。幼蟲蠕動的身體在絲繭裡被溶解，然後以精緻的圖案和美麗的翅膀重生，牠們能回想起作為幼蟲時學到的事。[1]沒有任何一種蛻變過程像毛毛蟲變成飛蛾那樣，既迷人又令人困惑。

同樣迷人的，還有牠們五花八門的名字：小豆長喙天蛾、猩紅燈蛾、朱砂蛾、繽夜蛾、綠帶鉤蛾、普三色星燈蛾……這一串充滿魅惑力的名號，叫人如何抗拒？

我抗拒不了。是的，史特拉頓—波特也抗拒不了。她原本沒打算研究蛾類，而是熱衷於鳥類，但某晚，她在印第安納州林伯羅斯特沼澤地拍攝鳥類時，無意間發現到有些細膩的絨毛昆蟲正在研究**她**：「這些脆弱的夜行者，這些六月暗夜的月亮花，迫不及待向我湧來。」她回憶。[2]她越是仔細觀察，便越入迷。

她意識到飛蛾是世上最複雜精緻的生物，而夜晚是觀察牠們的最佳時機：「極其美麗的巨型蛾類成群飛行，只能在晚上得見。」她在她的「飛蛾指南」中解釋，這是為什麼很少人了解牠們的原因：「多可惜！這些夜行而不覓食的飛蛾不僅體型像鳥，色彩繁複如花，還擁有柔軟而無聲的翅膀。」

不久，史特拉頓─波特開始收集飛蛾，在盒子裡繁殖，以便觀察、繪畫和拍攝牠們。在位於印第安納州的自然保護區林伯羅斯特（Limberlost），飛蛾美麗的生命形態出現於五六月，成為史特拉頓─波特一生中最幸福的時光。

五月中旬的夜晚，整個世界被樹上的白花覆蓋，沐浴在燦爛的月光下，空氣中瀰漫著混合的芬芳。午夜鐘聲剛響，果園的夜空就佈滿了蠶蛾，從四面八方隨著月光漂浮著。「這些精緻的昆蟲圍繞著我，落在我的頭髮和肩膀上，停留在我伸出的手掌上。夜空裡，越來越多的飛蛾朝我飛來，我與牠們共陶醉，直到黎明將牠們驅趕到藏身之處。」這個特別的夜晚在史特拉頓─波特的記憶裡，成為畢生最愉快的體驗。

閱讀史特拉頓─波特的回憶錄，我相信黑暗在她「最幸福的經驗」中所扮演的角色，甚至比她描述的還重要。在我看來，她得到的啟示來自於夜晚待在戶外，也來自於飛蛾。此後，史特拉頓─波特數度漫遊夜間森林，她的文字更為熱切：「在六月森林夜晚的美景中，飛蛾真的就是『月亮上的人』！」她寫道。

她為此深深著迷，竟毫不猶豫提起裙擺獨自走進危險的沼澤，就在夜色最濃重的時候。她想，如果能夠捕捉到一隻「月蛾」[36]就值得了：「自然界找不到任何物種像這些夜間生物一樣，翅膀上有細緻嬌嫩的斑紋，充滿鮮豔亮麗的色彩。」

「入迷感」將恐懼給推到一旁，創造出一個縫隙，我們在其中成為勇敢而膽大的自己。**在失落與悲傷的時刻，焦慮與恐懼都處於失控狀態，而在每個宛如入迷的奇蹟般瞬間，提醒了我們曾經的樣貌，以及未來的可能。我們因此想起了無論如何，我們仍是這世界不可或缺、緊密相連的一部分。**這些瞬間也提醒我們，我們無需被缺席所定義。當我們陷入悲傷或恐懼，這些瞬間會支撐著我們。史特拉頓—波特教會了我，在這種奇蹟的瞬間，我們不只能找到意義，還能找到意外的勇氣——即便是在最黑暗的沼澤。

捕捉到這些夜間生物後，史特拉頓—波特把牠們帶回臥室，整整兩個月的時間，她房間裡的所有空間都覆滿了飛蛾、繭和蛹殼。可想而知，她沒什麼機會休息。「我每晚睡不到兩小時，白天睡得更少。」她寫道。整晚都有化蛹的毛毛蟲不斷破繭而出，許多看起來像幼鳥尺寸的飛蛾以神奇的速度成長，一些凌晨時才三分之二英寸的蛾類，在半夜一點已長到了三英寸，而凌晨三點時，「量起來已有六英寸半了！」飛蛾在臥室裡振翅，熱烈地俯衝，以至於睡在隔壁的人經常被驚醒。

她的家人當然抗議了，認為她應該多花點時間睡覺，少在森林裡閒逛，在房間裡養毛毛蟲。但史特拉頓—波特毫不在意，她夜夜目睹奇蹟：「看見那些色彩絢麗的翅膀垂下、開展、顯露出花紋，簡直就是奇蹟。」而且，如果可以帶著喜悅清醒，何必一定要睡覺？

布里歐妮和我用布和特製的捕捉器來捕捉飛蛾。我們找到小隻的銀邊飛蛾[37]，色調像苦巧克力和牛奶咖啡，斑紋複雜到難以辨識。我們也找到超大型的飛蛾，花紋精緻，色彩豔麗。有些飛蛾翅膀纖薄透明，我好奇牠們怎能撐過那些風大的夜晚？有些飛蛾的翅膀巨大卻柔軟如天鵝絨，讓我忍不住想用手摸摸看。有些飛蛾翅膀

36 譯注：月蛾（Luna moth）學名 Actias，也稱「美國月蛾」。它的毛毛蟲也是綠色的，翼展可超過一百七十八毫米，為分布於北美地區的大型飛蛾。

37 譯注：silver-washed moths，或稱 silver-washed fritillary，中文名稱為綠豹蛺蝶。

邊緣宛如劇烈的波浪，紋路就像複刻的樹幹。有些飛蛾擁有絲綢般透明的翅，即使折疊起來也能一眼看透。有些飛蛾頭頂著紅色方塊，像個警示燈。我著迷於飛蛾的對稱性——無論斑紋多麼複雜，翅膀邊緣多麼細緻，牠們身上的對稱都完美無瑕。在黑暗的混亂中，**這麼完美的碎形和諧讓我的「夜間自我」深感安慰**。

蛾類圖鑑說，蛾類的品種比蝴蝶更多，牠們分佈世界各地，從高山、蜜蜂巢穴到水中。牠們通常在午夜過後才會被光線吸引。有些蛾不會飛，有些只能存活幾個小時；某些蛾可以遷徙數百英里，以驚人的速度飛行；還有些蛾類吸食花蜜的喙管超過十公分之長。近年來，我所居住的不列顛群島南緣，飛蛾數量已經大幅減少了，相較於五十年前，現在少了百分之四十！我記得從前我們的車頭燈經常被飛蛾圍繞，車窗被牠們的翩翩翅膀撞擊。現在，連一隻蛾都很少見。

我父親去世的十八年前，曾編輯過一本名為《地球之歌》（*Earth Songs*）的詩集。在諸多讚美孔雀、翠鳥、蜻蜓和蝴蝶的詩篇中，夾雜著一些作品描寫那些不受喜愛，甚至被厭惡的生物：黃蜂、蚜蟲、蜘蛛。在**夜間**爬行、蠕動或飛行的昆蟲往往令人厭惡或恐懼，但此刻，閱讀這些歌頌小蟲子的詩歌，我終於能夠重新看待牠們。

我最喜歡的一首詩，是愛爾蘭詩人伊凡·鮑倫（Eavan Boland）的〈蛾〉。鮑倫對於黑暗和以黑暗為家的事物有著特殊情感，她理解黑暗既誘惑又嚇人的奇異魅力，認為黑暗具有**催化改變**的能力。她在詩作〈此刻〉（*This Moment*）中提醒我們：「蘋果是在黑暗中，才會變得鮮甜。」最重要的是，鮑倫讓我們看見如何「用一丁點的危險，來衡量黑暗帶來的庇護。」[3] **我們就像飛蛾一樣被光吸引，然而，是神秘又危險的黑暗，才讓我們得以看見自己。**當然，如同飛蛾，我們可能會在廚房的燈泡下死亡，也或許，[4]我們是蘋果，能夠逐漸在黑暗中變得甜美。

我們在花園裡四處移動捕捉器，收集飛蛾。我們在白楊樹旁找到構月天蛾，如手掌般大小，有皺褶的翅膀帶著琥珀色脈紋。我們觀察球果尺蛾、桑尺蠖蛾、小灰蛾、秀夜蛾、華波紋蛾、痣蛾、長鬚夜蛾、枯葉蛾和蘋果蠹蛾。我們辨識出白卡尺蛾、烏夜蛾、狼夜蛾，以及一種名叫「不確定」[38]的夜蛾。我重複誦讀這些名字：每個名字都包含了我們永遠不知道的歷史。是誰發現並命名「痣蛾」（dingy dowd，意為「陰暗過時的昆蟲」）的？為什麼是這個名字，又在什麼時候發現？蛾類很少被研

[38] 譯注：「不確定蛾」（the uncertain）學名為Hoplodrina octogenaria，可見於歐洲到中國北部的大陸。

究，許多品種在尚未被辨別的情況下就已經絕種。

二〇二〇年，倫敦大學學院的研究發現，夜蛾能夠將花粉從不常被蜜蜂或蝴蝶造訪的植物身上，運送到其他地方。夜行性蛾類在生態系扮演重要的角色，補足了日間授粉者的工作，有助於維持物種多樣性。少了蛾類，許多物種如鳥類和蝙蝠，都將面臨滅絕的風險。研究指出，蛾類就像多數的夜行性昆蟲，長期遭到忽視。[5]這讓我想到，以人類對光線的重度依賴，我們總是拒絕接受那些無法輕易看見的東西；還有，我們是這麼執著於視覺世界，以至於錯過了許多隱身在暗處、看不見的豐富和奇妙。

至於我原以為飛蛾眼睛看不見，而且牠們總在亂飛的偏見，真是大錯特錯！二〇二一年，科學家也以為飛蛾是毫無目的隨著風盲目飛到任何地方，因此，他們在十四隻夜間遷徙的天蛾身上裝設了微型無線電發射器，追蹤牠們如何應對不斷變化的風力條件。結果令人訝異：不管風向如何，天蛾都能以完美的直線飛往特定的目的地。[6]

遷徙動物很少會沿著直線行進，天蛾卻掌握了複雜的方法來利用風況。當風順著牠們的目的地吹拂，天蛾便任由風力推動著往前。而當風向不對，天蛾就會低空飛行，並且加快速度。也就是說，天蛾會頻繁調整飛行的軌跡，確保不會偏離路線。

牠們是怎麼辦到的？靠地球磁場？辨識地標？還是透過氣味？沒有人知道。我了解到一件事：我們所忽視的小事往往最為神奇，而且最容易被誤解——其實就有點像我們的「夜間自我」。

史特拉頓－波特的話不自覺地在我心頭盤旋，像一首揮之不去的旋律：「這是我一生中最愉快的體驗。」她是幸福人妻，寫過暢銷小說，生下備受寵愛的女兒，整修了摯愛的房子，與野生動物有過多次接觸，還創立了電影公司。然而，這麼多彩多姿的人生經歷，卻比不上她在滿是飛蛾的果園裡度過的夜晚。

我重讀這三年來我的夜間筆記，意識到那些強而有力且令人難忘的經歷，其實並不罕見。**然而，在夜裡發生的事件，總是會給人一種強烈深刻的印象，具有特殊的意義，與相似的白天經歷截然不同。**澳洲作家夏米安．克里夫特（Charmian Clift）經常受到夜裡醒來的啟發，她稱之為「夜間觀察」，她感受到一種興奮感，心跳加速，感知提升，甚至心靈共鳴。[7]

此外，層層疊疊的黑暗，增添了更多情感的面向，從驚訝到迷茫，再到警惕，甚至是孤獨感或純粹的恐懼，我們的感官成了警覺的信號燈——耳朵、鼻孔、指尖在黑暗的走廊摸索，腳掌推測所在的位置，雙眼焦慮地緊盯四方。我們那被設定成在夜晚入睡的大腦，此刻被迫探索其他神秘的路徑。

克里夫特還說對了一件事——這其中的確隱含了一種興奮感。也許，這就是為什麼夜晚的經歷經常自成一格，擁有深刻的魔力，令回憶歷久不衰。

我對蛾類的著迷，很快就跟我對夜行性生物的濃厚興趣互相結合。我開始在漫長的不眠夜裡捕捉螢火蟲和蝙蝠，搜尋夜鶯和貓頭鷹，觀察狐狸和獾。在這些邂逅中，我感到一絲近乎神聖的東西。作家海倫・麥克唐納（Helen Macdonald）曾描述這樣的時刻：「世界顫抖、轉動，充滿了意想不到的意義。」[8] 這些充滿奇蹟、意義和敬畏（隨你怎麼稱呼）的時刻，在夜晚的秘密煉金術和我的「夜間自我」的特質下，被誇張地放大了。當恐懼被壓抑，她便展現了無窮的魅力。

夏天接近尾聲，我忽然想到，父親去世所留下的空洞，實際上是個寶貴的空間，一個可以重新栽種的空隙。我感覺到曾經痛苦的空洞慢慢縮小，邊緣被蛾類柔軟的桃色翅膀、螢火蟲的亮綠色、夜鶯驚人的鳴叫、蝙蝠的俯衝和翻滾給填滿。於是，這些夜行性生物如同牠們所棲身的黑暗那樣，也成了某種療癒者。

# 14 魯莽的

夜裡，我憂心忡忡，不再信任自己，像個不擅游泳的人不小心游到了太遠的地方，對水深感到驚慌不已。

——彼得．艾布斯，《無法入睡》

幾個月來，我經常漫步在父親生命最後一天走過的薩塞克斯海岸空蕩蕩的沙灘。我深信他依然在這裡——在鹹鹹的海風裡，在海面閃爍的光芒中。我早晚都來，算是一種朝聖。我已經知道，我的日間漫步將漸漸消失在記憶的褶皺之間，但我的夜間漫步不會淡去，而是深深烙印在記憶中，因為她結合了恐懼、感官的新奇，以及我稱之為「神秘」的東西。

在我人生中面臨一切無法解釋且難以預測的時刻，夜晚的海灘給了我一種確定感，因為潮起潮落具有固定的規律，也充滿了未知，而大海最終會消失在無盡的虛無裡。已知與未知共存於同一個空間，而我在兩者之間穿行，並於這片邊境地帶的奇異平衡中，找到了慰藉。

「海洋的真正精神，不在於陽光灑落在輕柔的浪花上，」海洋生物作家瑞秋・卡森（Rachel Carson）寫道，「黎明或黃昏的孤獨海岸，或在午夜的黑暗中，我們所感受到的神秘感，那才是海洋的真實面貌。」

在一九五八年為《假日》雜誌撰寫的文章中，卡森鼓勵讀者「將人類的牽絆留在家裡，你才能聽見大海傾訴的崇高之音。」她描述滿月的夜晚，「大海、漲潮和古老的海岸生物聯手，從緬因州到佛羅里達州施展原始的魔力。」海岸以一種神秘而奇幻的方式訴說了生命的故事。

卡森說，你永遠無法在沉悶的白晝領悟到海洋的奧秘，也無法用簡單的言辭描述海洋的神秘。她建議你可以去聆聽貝多芬的《第九號交響曲》。

卡森顯然比多數人更了解海洋在夜晚的秘密生活。她曾對一種夜間海洋的現象著迷不已：「某些生物像雲霧般遍布大部分的海洋，無人確知是什麼，」她解釋，[1]這些生物從未被人類目睹過，卻被船隻用來記錄水深的回聲測深儀給發現了蹤跡。這個海底幽靈曾被誤認為是某個沉沒的島嶼，但現在科學上有了新的共識，那是由活體生物所構成的層理。在暗夜中，這個「層理」浮到海面上，黎明時分又回到光線無法抵達的最深水域。

卡森和同時代的學者並不知道這些神秘的夜行性生物是什麼，有人認為是蝦類（數十億隻蝦），也有人認為是龐大的魚群或烏賊群。

一九九五年，海洋研究員黛博拉．史坦柏（Deborah Steinberg）進行夜潛，她從船邊躍進了一萬三千英尺的漆黑海水中，意外發現了一個龐大的生物群，[2]這讓她大開眼界。多年後，她將這個發現視為人生的里程碑。

就像陸地上的夜世界，海洋中的夜世界也充滿了看不見的活動。每晚數以兆計的微小生物（統稱浮游生物）從海底上升一千英尺，漂浮到海面，接著，數以百萬的生物加入浮升的行列，包括磷蝦、稚魚、橈足類、海樽。這場規模龐大的夜間遷徙，數量可達一百億噸。

這個名為「晝夜垂直遷移」（DVM）的艱辛旅程，是海洋生物企圖在安全環境下覓食的創舉。趁著夜晚，浮游動物到海面上享用微小的水生植物，而不必擔心被四處游動的魚類吞噬。當時科學家對這種大規模的夜間遷徙活動一無所知，而現在，我們知道這些生物會根據種類和大小組成各種群體，按照精確的時間表，進行一套完美協調的上升和下降。

當牠們上下移動以攝取來自浮游植物的二氧化碳，然後透過將糞便沉積在海洋底部，這些碳可以在海底留存數千年之久。海洋學家認為，這種驚人的夜間遷徙模式可以防止地球暖化，但人類也即將因為過度捕撈、夜間光污染、氣候變遷等，徹底破壞這支脆弱的舞蹈，造成無法預見的後果。

巧得很，就在我想像著史坦柏浪漫的夜潛，而我那個潛水經驗豐富的姐姐竟隨口提到，她也嘗試過夜潛。「很驚人！」她說，「可能因為海裡黑暗一片，我們會覺得夜潛跟白日潛水差不多。但不是的，完全不同！」

「怎麼說？」我問。

「你得拿著手電筒照明，所有東西看起來都比較小。你會靠近微小的植物、海洋生物……夜潛比較冷，更孤單也更詭秘。但你內心會變得平靜，就像在冥想。當你專注在觀察微小的生物，你就不會想到一些可怕的事，比如溺水、缺氧、迷路……」

她補充說，夜泳比夜潛更令人不安，「你會看到一片無盡延展的海洋，夜潛時，有很多事情會讓你分心，而夜泳的話……嗯，那就更刺激了，你應該試試。」

十五歲的某個晚上，我剛換上睡衣。朋友跑來敲門，邀我一道出門「冒險」。

「一定得是你才行，」她說。「別人怕惹麻煩，但你……你就喜歡麻煩。」

「我需要準備什麼？」我興致勃勃。

「什麼都不用，」她笑著說。「跟我走就好。」

我跟著她走過附近的街道，那一帶都是有帶有假山花園的豪宅，車道上停著奧迪汽車。她把手指放在嘴唇上，然後指向最宏偉的房子。那是我朋友珍的家。珍全家人都去度假了，家裡一片漆黑，窗簾緊閉。我們沿著房子側面偷偷溜了過去，穿過小門，進入花園。

我很困惑，我們真要闖入珍的家中？黑暗中，我看不到朋友的身影，她在哪？然後我聽見她翻過籬笆，伴隨著一聲落地的悶響。我跟著攀過圍欄，瞥見她的裸體消失在廣闊的泳池。

我們在咖啡般溫暖而漆黑的水中游了好幾個小時。仰漂著凝視頭上漠然的星星，覺得自己所向無敵。那個禮拜，我們每晚都去游泳。在漆黑中裸泳，有一種解放、寧靜又振奮的感覺。不過，珍一家度假回來後，我們的夜泳行動就被迫終止了。幾十年後，那依然是我唯一一次沉浸在黑暗水中的經驗。那麼海洋呢？我感受到我的「夜間自我」微微顫抖。我做得到嗎？

一個星期後，朋友凱特傳訊給我，描述她在夜裡置身於海洋之中的經歷。她說，那是一種「體感」經驗，讓她清晰意識到身體各方面的感知和能力，而產生一種對身體的絕對信任。她向大海划水六十下游出去，再判斷是要繼續往前還是折返，「這不是計時賽，而是測試並關注身體的感受。夜泳時，你無須觀察水面或天空，只要把注意力放在浮力，以及在漩渦、洋流和波浪中穿行的感覺。我能感覺到潮水的漲退，以及它的速度。我可以透過皮膚體驗到水流。」

她覺得最寶貴的是與「未知」相遇，以及那種融入「水體」的感覺。水體無比強大又極度敏感，「而且我喜歡刺激。」她補充，「知道自己正在做一件具有挑戰性、有些魯莽卻不愚蠢的事，充斥著持久的多巴胺快感！」

幾天後，我遇到一位來自布萊頓的老婦人，她會**在滿月夜游泳**。然後很巧的，一位蘇格蘭朋友不約而同提到她也會這麼做，而且全年不曾間斷！突然間，我發現夜泳這個運動其實還蠻普遍的？那麼我為什麼會害怕，我到底怎麼了？

過去有很長一段時間，我都夢想著要趁大家都在睡覺的時候，沿著海岸一個人散步。瑞秋・卡森對夜晚海洋的描述讓我心癢難耐，「因為黑暗隱藏了白天的干擾，反而使得海洋的真實本質呈現得更加清晰。」海岸的夜晚是一個古老世界，「在人類出現前，天地之間悄無聲息，只有風吹過水面和沙灘、海浪拍打海灘的聲音。」對卡森來說，她被一種奇異感淹沒，彷彿用前從未有的方式，頓悟了大海的本質。

**黑暗再度引發了光明**。卡森的話提醒了我，因為我總是依賴光明、睡眠和室內的安全，而錯失了體驗人生的機會。

於是某天晚上，我開了十英里的車到附近海灘，坐在石頭上等著夜幕降臨。最後一個遛狗的人離開，天空已經轉為深黑，我起身往前走。靴子踩著石子不到五分鐘，我就發現身邊還有一些同行者，不知是從何處冒出來的。我聽見他們從頁岩坡滑下來，他們的靴子踩在石頭上。他們不發一語，我可以看見他們的輪廓在遠處移動、彎腰、上下浮動和俯身。有東西被拖動、放下，然後是一陣嘈雜的哐噹聲，以及偶爾夾雜著幾聲咒罵。他們為什麼在晚上十點來到這兒？他們在做什麼？我突然害怕起來。我不想單獨和陌生人待在海邊，尤其是男人。

我打開手電筒照向暗處，到處都是人，有的在搭帳篷，有的在設置釣竿和釣線。我突然間失去了勇氣。我在這裡做什麼？這不是卡森所謂荒野空曠的海灘，這裡是英國的灰色石灘，背後是伊斯特本的霞光，完全沒有那種「古老黑暗世界」的感覺。我匆匆地跑向車子，覺得自己蠢斃了！

但卡森的文字繼續敦促著我走向大海。我讀過她對大西洋沿岸的探索：「波濤洶湧，浪聲轟鳴，午夜時分是這裡最刺激的時刻。為了感受徹底的野性，我們關掉了手電筒。海浪如同滿載著鑽石與翡翠，成打成打地拋向濕漉漉的沙灘。」於是，我離開了之前的那片漁夫海灘，緊接著又找到了一段以岩池聞名的海岸。

在一個沒有月光的十月夜晚，布里歐妮和我帶著手電筒，尋找卡森所說的鑽石和翡翠。要走到海岸邊，我們必須在全黑的環境裡走下好幾級台階。藉著頭燈昏暗的紅光謹慎的下移，感覺就像擅闖禁地一般，擔心隨時有海岸警衛隊從陰影中冒出來，質問我們在做什麼，或指控我們從事非法活動。顯然，夜間這一帶仍有走私活動，還有非法捕撈。

漆黑的海灘空無人跡，唯有遠方燈塔孤獨地閃著微光。耳邊是海浪的拍擊聲，還有腳下的卵石翻滾聲。穿過碎石地，來到覆蓋著滑溜海藻的岩池，我們關掉了頭燈，踉蹌著踩過海藻、凹凸不平的岩縫，以及海水形成的小溪流。然後，我們蹲下身，把手電筒的藍光照進池裡。在詭譎的淡紫光線下，我們看見數百隻螃蟹穿梭其中，甲殼呈現出柔和的綠，還有海葵——螢光綠、紫色、寶藍色、猩紅色——揮舞著觸手。每個水池都有霓虹色碎片、透明的蝦和燦爛的紅藻。

突然間，這裡就像一個鑲嵌著寶石的縫隙、充滿虹光的水族箱，或是棱鏡般的螢光寶庫……簡直是個刺激、迷人、令人陶醉的幻想異世界。我們跌跌撞撞走著，驚嘆於各種色彩，欣賞著絢麗側行的螃蟹和奇特脈動的生物，而這一切炫目的效果，都由黑暗和手電筒藍光交織幻化而成。

然後，布里歐妮把耳朵靠近岩石，「你聽。聽見了嗎？」

我跟著將頭貼近長滿藤壺的裂縫，那裡劈啪作響。「是那些帽貝吸附又脫離岩石，然後重新附著上去的聲音。」我著迷不已地聽著，一隻耳朵是海浪轟鳴，另一隻耳朵則充塞著百萬隻帽貝移動的聲響。

卡森說得對。只有在漆黑的午夜，才能見識大海真正的靈魂和本質。

某個十月底的夜晚，我終於鼓起勇氣，來到一處海灘。我記得隆冬中我曾在此處游過泳，寒冷對我不是問題，但黑暗而洶湧的水域令我恐懼。

海灘上狂風呼嘯，杳無人跡，沒有月亮也沒有星星，浪狂野得讓人不寒而慄，聽起來像巨木一棵棵倒下的聲音。我看見翻滾的海水湧流，這片浩瀚流動的黑色不斷把浪花拍打在碎石上，然後又嘈雜地將沙子和石頭吸納回大海。我想像著被波浪拍打、拖行，直到迷失在海裡。

我用手電筒照射水面，光束下幾乎看不見東西。如果我不幸被捲入海中，別人要怎麼找我？「你不能下水。」陪我一起來的馬修搖搖頭，「你會被浪打進海裡，而我什麼都看不見。」

「哦。」我試圖表現出失望的語氣。我應該感到失望吧？但我這輩子從未如此如釋重負。我踩著輕盈的步伐離開了荒涼孤寂的海灘，像泡沫般漂浮在黑夜的空氣裡。

清冷的晨光中，我嫌棄起自己輕易屈服的行為。於是，又一次等到滿月時，我和伊莫珍再度回到海灘。這回，伊莫珍也拒絕下水，但她承諾如果我消失了，她會大聲呼救！這回正逢退潮，四野無風，銀色光芒在海面閃爍，氣氛跟上次截然不同。

我踏進水裡，水面輕柔地泛起泡沫，如健力士黑啤。海水冷得讓人震驚，但我更擔心那將身體完全包覆、延伸到天際的無盡黑暗。然而，當滿月明亮地高掛頭頂，這片黑就不再令人畏懼了。我不再壓抑對恐懼的想像（被無形觸手拖入深淵，或被看不見的鯊魚咬住），反而被月亮給蠱惑了。我被月亮上的藍色凹陷和隕石坑，以及在水面灑下的斑駁光芒所吸引。

我越游越遠，直到沐浴在水銀般的波浪中。水流在肌膚上輕柔旋轉，帶來一絲愉悅。沙子在腳下起伏，空氣中瀰漫海藻的氣息，長長的卵石海灘如同一條閃着亮片的絲綢。我預期的恐懼和孤獨並沒有出現，反而滋生出一種奇異的陪伴感。當然，這是因為伊莫珍正在沙灘上為我加油，但還有月亮。雖然怪了點，但她似乎注視著我，見證這一切。

我的「夜間自我」被這豐盈的光芒所安撫，我感覺月亮賜與我的，遠不僅僅是光明，我無法以言語形容，但我開始明白有些事不需要去定義或解釋。我累積的夜間旅程經驗告訴我，我們的世界永遠會有超出理解範圍的東西，而當我漂浮在朦朧的月光下，**我那不停運轉的大腦終於停止去理解、去衡量、去認識的努力**。當然，一般來說，能清楚地解釋或分析一件事情，有助於去除其中的恐懼感，但是過多的解釋，也會削弱它的力量與神秘感。

「所以，晚上獨自一個人待在海裡，到底是什麼感覺？」我上岸時用毛巾裹住自己，伊莫珍問道。

「很神奇。」我忽然因為寒冷、**未知**與感受到的巨大蛻變，身上泛起哆嗦。

# 15 恐懼的

我知道那是同一個女人，因為她總是偷偷摸摸，而多數女人不會在白天偷偷摸摸。

——夏綠蒂・柏金斯・吉爾曼（Charlotte Perkins Gilman），《黃色壁紙》（*The Yellow Wallpaper*）

記得我年幼時，黑暗是個刺激的場所。我們關燈玩起躲貓貓，戴上眼罩捉迷藏，在萬聖節漫遊昏暗的街道，在焰火節[39]拿著仙女棒奔跑。然而，某天晚上發生了一件

[39] 譯注：焰火節（Bonfire Night）源於一六〇五年十一月五日，名叫 Guy Fawkes 的天主教徒因不滿英國的宗教迫害而起義，打算炸毀國會大廈，目標鎖定所有國會議員及當時的英國國王詹姆斯一世。計畫最終失敗，Guy Fawkes 被判死刑。此後，歷代英國君主都藉著十一月五日這天的紀念，提醒國人不要忘記這段「叛國賊」的歷史。

事，讓我開始質疑女性在天黑以後的「正當」表現、穿著和行為。

當時是晚上七點，十四歲的我打算去朋友家玩，這意味著我得在天黑時，穿過一整個鎮子。我經常這麼做，沒什麼好擔心的。我擦上口紅，套上新裙子，裙擺只到膝上幾寸。我跟爸媽道了再見，卻發現父親緊盯著我。

「你不能穿這樣出門。」父親說。

「為什麼？」我很困惑。

「你看起來……」他停頓了一下，彷彿在搜尋適當的詞彙。

「怎樣？」我喜歡這條裙子，紅色的燈芯絨材質，我在義賣會上買的。口紅跟裙子很搭，塗口紅讓我自覺是個魅力十足的大人。

「風塵味十足。」他停頓了很久，「人家會覺得你是……」

「把口紅擦掉一點吧。」我母親建議。

「還有那條裙子，」我父親咕噥，「太短了。」

「我又不是蕩婦！」我湧上憤怒的淚水。

「你當然不是。」我父親同意，「但現在是晚上，你得小心一點。」

從那一刻起，這個小鎮變得不再安全友善了，我知道了白天穿的衣服不能在晚上穿。一個人走在黑暗裡，我感到暴露而脆弱，隨時可能受到批判。為了避免危險和責難，我不能引人注目。我必須微不足道、沒有存在感，像個表現良好的幽靈。

雖然有充足的照明，周遭也有路人，但很少女性喜歡夜裡在城市漫遊。我們不能仿效狄更斯漫不經心地在夜裡遛達，也不能附和近期某男作家在《衛報》提倡的「漫和反叛的夜間散步」。[1]女性的步伐不同，我們在走路時，脖子得不時地轉動，耳朵聽著周圍的靜默，眼睛盯著四方，手緊握著鑰匙，心跳劇烈——這已經不能叫「走路」了，更像連走帶跑，汗流浹背，恐懼顫抖！

然而，夜晚在城市漫步，依然是個能夠「獲得解放」的象徵。正如藝術家海倫·佛蘭肯瑟勒（Helen Frankenthaler）在一九五七年的信裡寫道：「晚上九點，在紐約麥迪遜大道悠閒漫步，不知怎地，這就是我夢想中的自由。」我們夢想著這種自由。當然，有少數的女性做到了，但她們絕少是獨自一人。每當我想在晚上步行體驗某個城市（誰不想呢？），我會跟友人同行。

我父親去世十一個月後，我開始渴望在夜裡上教堂。我邀了幾個朋友和我一起走上昔日的葬禮路線，這條筆直的路線串連了八座歷史悠久的教堂。在朦朧的十一月夜晚，我們從倫敦市區一座十五世紀的教堂出發，途經聖保羅大教堂，走向特拉法加廣場的教堂。微弱的燈光照在石牆上，月光映出金色的裝飾雕刻紋樣，我們感受著這座沉睡城市散發的寧靜氛圍。

我好奇這股衝動是打哪來的？為何我會想在教堂大門緊閉時，來上一段教堂之旅？一般遊客都忙著計畫在大白天、趁著**光線充足**時盡情探索教堂，欣賞教堂聖潔光輝的骨白色模樣。但我偏好城市裡空曠與寧靜的氣氛，讓每座教堂都有足夠的空間呼吸。夜裡，聖保羅大教堂被巧妙地打上聚光燈，在夜色中浮現的輪廓，營造出誇張的陰影效果。至於較小的教堂——聖布里奇教堂、丹麥聖克萊蒙教堂、聖馬丁教堂和聖敦斯丁堂教堂——則靜靜佇立於昏暗中，彷彿熟睡。我們晃動門把，但顯然所有門都上了栓。

在教堂巡禮的尾聲，燈光變得明亮起來，聚集的人群也多了起來。這裡已經接近倫敦西區，一個二十四小時霓虹閃爍、熱鬧繁忙的地區。同行的攝影師茱莉懷念起使用暗房的年代，她現在習慣用數位攝影，但仍然偏好傳統底片的顆粒感、氛圍和景深。「數位攝影簡單又方便使用，而且便宜，」她說，「但我懷念在暗房的日子，我懷念那種神祕感。當然了，過程都一樣來自化學物質的變化，卻有一種無法比擬的魔力。」

我只在電影和書籍中看過攝影暗房，那裡往往是促成戀情或慾望的地方。但茱莉說，那只是暗房給人的表面印象，或者，只能說是暗房的功能之一。「最基本的是黑暗，」她解釋，「少了黑暗，就沒有照片。當你走進暗房，你不知道會帶著什麼樣的照片出來，因此期待被強化了，可能是失望，也可能是驚喜。多年來，攝影依賴於黑暗，而暗房實際上就是一個轉變的場所，一個充滿魔力之處。」

對過往的女性攝影師而言，有一間屬於自己的暗房，就像吳爾芙那備受讚譽的「自己的房間」，那是個門可以合理上鎖的地方（即使一丁點光線，也會破壞正在沖洗的照片），同時也是女性自我轉變的地方。它成為一種避風港。[2]

當代女性攝影先驅、作品極具開創性的伯克—懷特（Margaret Bourke-White），她在學生時期，曾向人借用暗房來完成學校作業，之後便下定決心要從事攝影這一行。而暗房對於當代攝影大師安妮．萊柏維茲（Annie Leibovitz）來說，則提供了一個精神上的孤獨之地：「我愛上了暗房，那是我成為一名攝影師的原因。暗房有著難以置信的吸引力，我可以整晚待在那裡。」[3]

暗房往往只有在夜晚才能完全阻絕光線，所以攝影師經常得花上漫長的不眠時光，將自己鎖在裡面，遠離干擾，完成那有如煉金術的神秘沖洗過程。

「現在很多人負擔不起暗房的費用，」茱莉說，「我們錯過了那個會弄髒手、且將影像具體化的過程。但從照片還是能夠分辨得出來：暗房洗出來的照片具有一種質感、深度和柔和度，跟數位照片不同。」走向皮卡迪利圓環，混在燈光、人群和擁擠的交通中，我們已離開了黑暗的庇護所——被有如柔軟披肩的陰影籠罩著的教堂——來到了相當於「數位倫敦」的市區。這就像從暗房照片裡，走進一個被淨化過、色彩鮮豔的螢幕截圖。

* * *

燈火通明的城市雖然有著真實或想像的危險，但無不吸引著古往今來諸多女性的嚮往。吳爾芙就認為倫敦的夜晚驚奇又迷人，她喜愛那些亮著燈的窗戶和燈具，「橢圓形的紅黃光框，如同低垂星星般穩定燃燒的光點，彷彿是漂浮的淺色光島。」[4]。

善寫日記的美國女作家阿內斯．尼恩（Anaïs Nin），以狂喜和興奮來描繪巴黎：

「我一出門就走進了黑暗，這是一種感官體驗。我不認識任何人。我跌跌撞撞，隨便聽見一個男人的聲音，就相信自己可以愛上他。然後他又消失了。到處都是神秘的藍色和綠色的光。」[5]為了得到這類感官體驗，尼恩經常不穿內衣褲四處走動，她稱之為「徹底放空的行走」或「貧困的行走」，並聲稱這讓她感覺到不受包覆和保護，「以及被淨化了。」[6]

如同吳爾芙，尼恩也受到光亮的吸引：「我的眼睛追尋著燈光，那粗糙的人造光、被照亮的藥房、不停旋轉的米其林輪胎、在地鐵階梯迅速閃動著的紅光。我一身黑，追尋著光。」

知名旅遊作家克拉拉．薇薇安獨自夜行時，也往往被光亮所吸引：「我沿泰晤士河南岸散步，繞過從西敏寺到黑衣修士橋的半圓弧路線，觀看映在水中的顫動燈光……被美景迷得暈頭轉向。」[7]還有普拉斯在麻州韋爾斯利街頭的夜行，她形容這種獨特而奇異的快樂就像走上一個空曠的舞台，而街燈成了舞台上的照明。「一部分的我變成了男人」，她興奮道，「我能夠走上一整夜」！[8]

我非常了解人造光的魅力。多年來的城市夜行，我像被火吸引的飛蛾受到光的引誘：商店櫥窗、街燈、點亮的廣告招牌。我經常迂迴地走在燈光附近，一旦光消失了，我就情不自禁地在手機、手錶、手電筒上尋找。但風景在改變，現今倫敦西區的燈光變得比過往更加刺眼奪目，商店和加油站的亮度是十年前的十倍。我在想吳爾芙、尼恩和其他的「夜間編織者」，會如何看待這耀眼明亮的市區風景。

克拉拉·薇薇安一定會接受吧！對薇薇安來說，即使是痛苦的經歷，也能成為興奮感的來源。一天晚上，她和友人被誤認為是支持女性參政權運動的擁護者，她們一行人被暴民追趕，在街頭發生了嚴重的午夜鬥毆。之後薇薇安寫道，「雖然一身髒污、羞辱和恐懼，但無論當下或事後，我都感到一種奇特的活力。即使艱困，也比無聊的單調生活來得好。」

薇薇安的描述讓我想起當代作家凱特琳·邁爾（Caitlin Myer），一位城市夜行者。她在青少年時期的第一次巴黎夜行便意識到：「我很害怕，但這種恐懼喚醒並激勵了我，在黑暗中變得更強大。」凱特琳·邁爾是在經歷了母親去世、子宮切除術與婚姻破裂等一連串人生悲劇之後，才開始踏足夜晚的城市。「那是我的戰士歲月。」她在回憶錄《人妻》（*Wiving: A Memoir of Loving Then Leaving the Patriarchy*）中如此稱呼這段時期。[9]

無論身在何處，無論什麼時間點，邁爾喜歡在夜裡散步。「人們說獨行很危險，但夜晚的寧靜讓我可以平靜下來，就像知曉了一個秘密。黑暗中，我與整個宇宙交流，將我這個孤獨的存在，化為一種理所當然。」

邁爾曾在全球三十多個城市進行夜間漫步，從舊金山到伊斯坦堡，從巴塞隆納到奧斯陸，她偏愛在酒吧打烊後、到早起通勤者出現前的那段深沉時刻上路。她在這個靜謐時段為自己找到一個空間：「我深吸一口氣，感受它在建築之間穿梭，在我肋骨之間進出。」在城市夜晚的空間和隱秘裡，她發現了連自己都不知曉的秘密。因此，她的夜間漫步就像攝影師茱莉的暗房，是個讓她發現自我的地方。

然而，在邁爾的夜間旅程中，不時會出現男人。他們碰觸她，向她出價，在她面前「打手槍」，威脅她。但對邁爾而言，「床」反而更加危險——那是她目睹患有躁鬱症的母親被精神疾病淹沒的地方。當我們受困其中，要逃避自己就變得困難無比。邁爾拒絕妥協，「我獨自走在街上，感覺男人的目光緊貼著我，他們的眼神充滿了渴望和不滿。我無法逃脫懲罰，那又如何？我沒有理由停下來。」

邁爾邊走路邊拍照，專注在微小的細節（例如傾斜的影子、從商店櫥窗反射的光），她的夜間散步成了一種冥想，「拍照讓我能聚焦於外界驚人的美麗，」[10]她說，「大約要走個二十分鐘，我的注意力才會從自身轉向外界。我意識到自身是多麼地微不足道，走上街，讓我重新感受真實存在於這個世界上。」

二〇一五年，邁爾在 Instagram 上傳了她的街拍照片。她沒料到會收到眾多女性的回應，她們喜愛她拍攝的神秘影像，喜歡這些（對大多數人來說）近在咫尺、卻鮮少留意的地方，也喜愛她的無畏。對於十六歲就遭遇性侵的邁爾而言，最糟糕的事已經發生，而且發生在大白天：「我不認為夜晚很危險，」她平靜道，「它以最好的方式喚醒了我。」

我跟邁爾一樣，有著對自由的渴求，也想學習她的勇氣。因此某天，我起了個大早，披上衣服，把包包斜背在肩上。當時是凌晨四點，是邁爾口中城市漫步的最佳時機，「夜晚中最安靜的時刻」。

通常，如果我在這種時刻醒來想透透氣，我會披著毯子坐在陽台，看著狐狸在鄰居垃圾桶進進出出。因此，今晚我感到緊張。我回想起歷史上那些為了享樂而在城市漫遊的女性，例如格溫·約翰[40]，她曾在一九二〇年代的巴黎街頭和公園漫步。我想到小說中的角色米莉安[41]，一九三〇年代，她在倫敦的午夜漫步回家。[11]然後是「和平朝聖者」，她們跟邁爾一樣，無疑都是最勇敢的城市漫步者。

「和平朝聖者」在天黑之後走過治安最差的街區，經常在路邊、巴士站和廢棄房子過夜。但除了乾草堆，她最喜歡的睡覺地點竟然是城市的墓地！她形容那是個絕佳的場所，安靜，沒有人打擾。無論是行走、露宿，還是整夜與遊民交談，她從未受到過傷害，「我總覺黑暗是友善的，令人放鬆。」她說。

於是我走出了家門，腦中迴響著她的話。「友善……令人放鬆……友善……令人放鬆。」在寂靜的倫敦夜，我彷彿是唯一還活著的人。我走上車流不息的主幹道，一輛自行車叮噹響地朝我騎來——騎車的人是個女性，令我鬆了一口氣。

但接下來的一個小時，我只看見男性。

一個穿帽T的男子坐在台階抽菸滑手機，一些獨行男人出現又消失。他們是誰？

---

40 譯注：格溫・約翰（Gwen John，1876-1939），後印象派英國畫家。她的畫作主要是匿名女性模特兒的肖像，以一系列密切相關的色調呈現。

41 譯注：英國作家兼記者朵洛西・理查德森（Dorothy Richardson，1873-1957）作品《朝聖之旅》（*The Pilgrimage*）中的角色。《朝聖之旅》一書著重女性經歷的重要性和獨特性。

他們去哪？夜深人靜時外出的人會引發我們的好奇心。史蒂文森寫道，「在黑夜時分外出的人，都有一種浪漫情懷。」我感覺到的不是浪漫，而是提防。在陰影重重的街道上，我的心思融合了好奇、睡意和警覺。

有些男人看起來像私人健身教練，背著背包，穿著運動鞋。有些則西裝筆挺，早早進城上班。有幾個人喝醉了，搖搖晃晃地唱著歌。路上沒有半個女性。我走過燈火通明的麵包店，看見兩名女子從烤箱取出一盤盤瑪芬。

我很快在手機查了一下，地鐵就要營運了，於是我決定搭車去倫敦市中心。進入車站，我在空無一人的月台等了半個小時。一列電車在對面進站，車廂裡只有一個男人。在列車短暫停駐月台的五分鐘裡，我感到輕鬆不少，心跳不再劇烈，但當列車一開走，我又孤獨地站在燈火通明的空蕩中，如同愛德華．霍普[42]畫作裡的人物。男人一個接一個抵達，有人拖行李箱，有人拿公事包，還有人背著背包。我依然是這裡唯一的女性。

上夜班的女性都到哪裡去了？那些清潔工、護士、護理員……？後來我知道了，她們不會搭地鐵，而是搭夜間巴士，因為車資便宜，車內明亮——而且比較安全。

女性在夜晚的經歷與男性不同，不只在於她們所選擇的路線和交通方式。黑暗中，不同性別也經常**表現出**不同的行為。研究人員觀察男女在昏暗街道上所展現的行為，發現男性傾向於「放下抑制」，也就是說，在昏暗街道上的男性，更可能表現出反社會行為，因為如果在明亮街道這麼做，會被別人看見或遭到制止。但在昏暗街道上的女性，比起在明亮的街道上，她們的行為會表現得更加「得體」。

另一個實驗，觀察了男女處於不同環境之中的遊戲信任度。不管是明亮或半陰暗的房間，女性受試者都以誠實的態度投入遊戲。但男性受試者卻會根據光照程度，而展現不同的態度：在昏暗的光線下，男性更可能違反遊戲規則。研究總結道，在黑暗中，男性比女性更容易表現出有倫理問題的行為。12

上述實驗說明黑暗降低了男性的可信賴度，卻提升了女性的可信賴度；黑暗減少男性的利社會行為，卻增加女性的利社會行為。這是生物學的差異，還是單純反映了社會條件的影響？這反映了男女不同的文化根源，還是進化適應的結果？無論如

❹❷ 譯注：愛德華．霍普（Edward Hopper，1882-1967）為美國畫家，擅長寫實主義畫風，經常描繪孤獨的人物和靜謐的街區。

何，該結果暗示了多數女性並不認為夜晚是她們天生應該待的地方。為了不引起批評或受到懲罰，女性刻意表現得乖巧順從，儘可能讓自己不顯眼。

一份二〇二一年的調查證實了這點：有一半的女性覺得在安靜街道上獨自走夜路不安全，而男性的比例則是七分之一。有半數女性覺得在繁忙場所獨自走夜路不安全，男性則是五分之一。五分之四的女性感覺天黑之後獨自在空曠處走路不安全，而相較之下，只有五分之二的男性會有相同的感受。[13]

為什麼會這樣？我們怎麼會讓少數的人控制了大多數人的時間、空間和生活？

如果要讓女性在夜晚能夠自由地在城市行走，良好的照明不可或缺。漫步在倫敦街頭，我注意到街道上的照明設施並非總是出於安全考量：商店照明是為了吸引顧客，道路照明是為了汽車交通。然而，過多燈光的區域讓沒有燈光的地方黑如甘草，這就是夜間照明的悖論：擁有越多，需求就越多。一旦照亮了半條街道，那麼剩下的一半街區就顯得格外地黑暗。而且，明亮的那半街道損害了人們的夜視能力，使得缺乏照明的區域也變得陰森可怕。

二〇一八年，享譽國際的 Arup 環境工程公司調查了照明設施與女性安全的關係，認為大多數的照明設計輕忽了入夜之後活動的脆弱群體。Arup 表示，城市規劃者錯把照明數量當作安全的保障，導致城市裡充斥著不必要或錯誤的照明，只關注在交通和商業活動——而非行人。重要的是，人工夜間照明應該比照陽光照射的方式（工程師稱為「渲染」），讓女性能夠區分（好比說）灌木叢和人影。

目前城市照明的標準，優先考量的是「照度」（lux），因為這個很容易測量。但我們看不到路燈發散出的實際光線量，只能看見反射在周圍表面的光線。[14] Arup 的研究還發現，錯誤的照明方式迫使女性和脆弱族群被迫改變了習慣的行為（例如選擇搭計程車，而非走路），有些人則乾脆不出門。

走在倫敦街頭——黑暗、明亮、空無一人、或人來人往的街道——我開始明白是什麼讓我感到安全。不是路燈，也非巡邏警察，而是**其他女性的存在**。

都會夜行讓我陷入了困惑。我喜歡在一個女性可以盡情在夜裡漫步的城市，體驗沉睡的都市帶來的奇妙樂趣。我期待無數的女性「夜間自我」能自在遊蕩著回家，不需要緊握鑰匙，沒有緊急電話，不需要匆匆傳出「預計抵達時間」的簡訊，沒有劇烈的心跳。但是，一旦連沒有路燈的街道都成為無法抑制的恐懼來源，我們該如何奪回城市的夜晚，遑論重新思考黑暗？

「我們需要更多的照明。」某個朋友憤怒地抱怨，「女性的安全比黑暗更重要；或比飛蛾重要！你看新加坡……」她說的有理。我造訪過新加坡這個**地球上最耀眼的國家**，它亮到被列為世界上光害最嚴重的國家。[15]在這裡，百分之九十九點五的星星都已經看不到了。新加坡政府最近將大部分的路燈更換為 LED 燈，使整個島嶼比以從前更加地光彩奪目。

不意外地，擁有厚重光線的新加坡著實以安全著稱。根據《女性危險指數》，新加坡是世界上第二安全的國家。[16]百分之九十二的女性認為晚上的新加坡是安全的，也因此，新加坡成為全球最適合女性在黑暗中單獨外出的城市。[17]

我曾在夜晚漫遊新加坡，驚訝於街道上充斥著大量的燈光。每家餐廳招牌都有背光，每棵樹上、樹叢和樹下都掛滿了燈。人行道和扶手都有照明。牆上裝飾著燈具。霓虹螢幕、燈光裝置與廣告招牌從摩天大樓照射下來，然後倒映在水面和鏡子裡。一切絢麗到讓我受時差影響的雙眼疼了好幾個小時！但是，沒有星星——那裡的天空完全看不見銀河。

在新加坡走著走著，路人從身旁快速掠過，有些騎著掛滿霓虹燈的腳踏車，有些踩著發光的直排輪，還有人手持光劍！這座城市就像嗑了光成癮一般，居民散發著永遠處於睡眠剝奪或化學物質中毒、焦躁到近乎狂熱的能量。

在這場光的盛宴，我發現數十位女性獨行其中。她們坐在樹下玩手機，漫步在亮著燈的小徑，她們慢跑，牽著毛髮蓬鬆的小狗散步，提著購物袋，不斷拿手機自拍。所有人都在安全可見的地方滿足地做自己的事。

但在光明的安全背後，隱藏著另一個故事：**新加坡人是世界上睡眠不足最嚴重的族群之一**。一則針對四十三個嚴重睡眠不足的城市所做的調查，新加坡位居第三，僅次於東京和首爾（同樣以夜幕明亮著稱），平均每晚睡眠時間為六點八小時。[18] 另一項調查顯示，新加坡人的睡眠時間比其他二十個國家居民還要少。**這會不會是人造光過量的緣故？**

二〇二二年，一項研究揭露了**在光照下睡眠**的驚人事實。即使在我們睡著時，光線也會穿透眼皮，進入大腦，擾亂心跳並影響新陳代謝。夜間燈光會留下毒性痕跡，無論我們睡了多久，或服用了多少褪黑激素。光是一個晚上睡在微弱的燈光下

（二〇〇流明，約一顆歐洲人行道的燈泡），就會帶來多重的不良後果：入睡的時間增加；深度睡眠和快速動眼期睡眠減少；心跳加速；心跳變異度減少；胰島素抵抗增加。[19]

研究發現，**開著燈入睡的老年人，更可能患上二型糖尿病，而在閃爍的電視機前睡著的女性，則容易變得肥胖**。二〇二二年的研究發現，反覆暴露於微弱夜光的雌性小鼠，壽命比在黑暗中睡眠的小鼠短。令人擔憂的是，女性更容易受到光線干擾的不良影響。新加坡的乳癌發病率也與過量的光源有關，該國的乳癌發病率名列亞洲前幾名。[20]

所以就生物學而言，女性對黑暗的需求是否比男性高？不得而知。我們只知道夜間的人造光會帶來神秘有害的影響，無論是嘶嘶作響的電視螢幕，還是從窗簾縫隙滲進來的路燈。順帶一提，二〇一九年的調查發現，高達百分之七十八的新加坡人怕黑。事實上，黑暗對新加坡人來說，比孤單或處於密閉空間、或看牙醫等可怕的經驗，更令人恐懼。[21]相較之下，美國怕黑的人數約百分之五十。這個顯著的差異暗示著：我們擁有的光源越多，就越害怕黑暗。[22]

離開新加坡的最後一晚，我參觀了世界上唯一的夜間野生動物園。我對於在這個永不停歇的光之國度竟然還有夜行性動物存在，感到不可思議。夜間野生動物園實際上就是個動物園，只是營業到午夜。我抵達時，有一群興奮過度的小孩穿著帶燈的輪鞋，正揮舞著 iPhone。

整個野生動物園四周，高高的基座都裝設了彩色燈光，但不時會有幾秒鐘真正的黑暗降臨，我才意識到我有多麼的想念黑暗。我嗅著夜晚的氣息，潮濕的泥土，樹汁和樹葉的味道，聽著昆蟲沙沙聲和刮擦聲，還有一隻蚊子在我耳邊嗡嗚。黑暗裡，我的嗅覺細胞甦醒，耳朵重新打開。新加坡的過度明亮讓我暈眩，以至於其他的感官都麻痺到彷彿不存在似的。這也是為什麼我們需要黑暗——這樣我們才能充分體現生命力，讓所有的感官協同運作，讓眼睛休息，而失去的嗅覺、觸覺和聽覺也能恢復生機。

新加坡的晝夜幾乎沒有區別，無縫接軌。這五天來，我活在一個永恆的白晝宇宙，這個宇宙並非結束在遙遠的星際，而來自於一個最大最亮的螢幕，燦爛的夜晚讓人煩躁而筋疲力竭。初次經歷了極度艷麗和自由夜行的興奮，我迫切想念深邃而純粹的暗空，那充滿誘惑的星光碎片，還有看似無法捉摸的無限謎團。我渴望一輪有尊嚴的月亮——在新加坡，即便滿月看起來也無精打采，懶洋洋躺在一片電光閃閃的天空中。我渴望在黑暗中與朋友相伴的親密感；因為沒有了夜晚，連這份親密感也不復存在了。

去過了新加坡，讓我想退回洞穴般的黑暗，尤其是離父親過世已經快滿一年了。突然間，我渴望置身於世界上最黑暗的地方，我想和我的回憶，一起被包裹在永恆柔軟的黑暗之中。

# 16 啟發的

真可惜，在歐洲，人們一想到永夜，只會感到恐懼。他們無法理解在這片天空下，人的心靈也能如此平靜、清澈且光輝。

——克麗絲汀安．里特，《一個女人，在北極》[43]

十二月是最黑暗的月份。因此，我趁著父親去世即將屆滿週年，登上了一艘前往北極圈的船。對於將在全天候的黑暗中度過我生命中最暗的一天——我感到畏懼。在寒冷的北極圈，太陽既不升起也不落下，它在地平線下方穿越天空；越往北走，光線越稀微。在這裡的最北端，黑暗會持續二十四小時。我不會走那麼遠，所以

[43] 譯注：《一個女人，在北極》（*A Woman in the Polar Night*）為克麗絲汀安．里特（Christiane Ritter）的作品。這本堪稱女性探索與極地文學顛峰之作於一九三五年初版以來就獲得熱烈迴響。繁中版由創意市集出版，二〇一九年。

我的黑暗每天只會持續個二十一小時。

我包包裡放著父親的詩集，還有克麗絲汀安．里特的著作《一個女人，在北極》。這是一本令人著迷的回憶錄，描述作者在世界最北端的島嶼度過了一整年的經歷，大部分的時間，她在完全的黑暗中獨自生活。

一九三三年，里特隻身前往斯瓦巴群島（Svalbard），跟丈夫會合後，住進當地簡陋的小屋。她是個家庭主婦，丈夫赫爾曼（Hermann）則負責打獵及捕獸，這本回憶錄是她畢生唯一的著作，出版以來暢銷全世界。無止盡的黑暗讓里特留下了深刻的印象，後來，當她在維也納的家園在一夕間被大火燒毀，她得以淡定地看待生命中的重大打擊，因為極夜讓她明白了什麼東西重要，而什麼東西不重要。

我們花了三天的時間穿越北海，海面上綠白相間波濤洶湧。船隻起伏，我那小小艙房也隨之搖晃，東西撞得咯咯作響。每個人都分到了嘔吐袋，我的探險家同伴個個臉色蒼白、呻吟不已。當船穿越破碎的光線前行，我站在空蕩蕩的甲板試圖遠眺鯨魚，但只見到一片浩瀚的海洋。偶爾會發現有石油鑽井平台在霧氣中若隱若現，我不禁想像人們在那裡的生活，長年被困在大風和黑暗裡，遠離朋友和家人。

一位曾在鑽井平台工作的乘客告訴我，那裡非常危險，工人必須穿著沉重的防水服，搭乘直升機抵達。此外，我還以為石油鑽井平台是男人的工作，但實際上，許多支援工作多半由女性負責。「哦，不必同情他們，」他哼道，「他們賺很多錢，而且住在浮動旅館的生活沒那麼糟。雖然不能喝酒，但有電影院和健身房，而且你會跟同伴建立起無與倫比的情誼。」

困境下的同袍情誼（被迫共同面對不安情境所產生的強烈連結），讓我想到我從「夜間自我」身上發現的陪伴本能。自古以來，人類在夜間就會感到脆弱，因此在黑暗中，我們更容易與他人交朋友。此外還有務實的原因：聚集成群可以彼此分擔監控的責任，放鬆對周遭的警惕，感到更安全。

每晚我都去甲板散步，仰望星空，感受海風拂過臉龐。船上多數的通道都有照明，但船頭是最陰暗的一角，這裡不會點燈，以便能清晰地看見極光。而無論繞行船身多少次，這個角落永遠令我害怕。就是這樣的恐懼：我怕有人悄悄跟在我後面，將我推進波濤湧的海裡。我會溺水而無人發現，孤零零地被遺棄。

父親逝世滿一週年的那晚，我惡夢連連，夢中是刺骨的寒意，船隻像鐵達尼號沉沒，油黑的海水淹過我的頭頂。我拉開窗簾從舷窗往外看，夜空清澈，星星閃爍如同明亮的眼睛。一輪破碎的月亮飄過，我凝視著遠方的邊緣，期待瞥見綠或紫的北極光。船身在風的拍打下晃蕩，我又睡了回去。

醒來天光大亮，天空是深色的靛藍，地平線輕輕抹上一條淡淡的粉金，浪花在舷窗下劈啪作響，前方的冰山如同蒼白閃爍的牙齒般矗立。

我們下了船，朝一座小山走去。我靴底的冰爪在冰面上嘎吱作響，稀薄的寒冷空氣緩解了胸口的緊繃，那是一種隱約在肋骨邊緣瀰漫的刺痛。突然間，我抬頭看見令我吃驚的東西！過去四天來，我只見過海鷗，但此刻，竟有一對老鷹正在悠閒地盤旋。這突如其來的景象讓我驚奇，我詢問同伴，這是老鷹？

「哦，是啊，那是金鷹，」男人說道，「挪威這一帶有許多老鷹。」

我微笑著向他道謝。我沒有告訴他真相：這可不是普通的挪威老鷹，而是我父親的靈魂在給我力量。

那晚廣播的聲音響徹船艙：**極光！極光！**我抓上外套和手套，套上靴子，快速奔向船頭。船上的燈都關掉了，我沿著走道踉蹌摸索，熟悉的事物在黑暗中難以辨認，感覺異常陌生。黑暗中，層層疊疊的陰影從裂縫和角落中竄出，船頭的風在耳邊呼嘯，猛地將我推向後方。我不得不緊緊抓住結冰的扶手，呼吸困難地往前走。腳在結冰的甲板上不斷打滑，金屬欄杆透過手套傳來冰冷的寒意。

最終，我勉強頂著狂風轉向背風側。那裡有一小群乘客正擠在一起，手指向天空。我期待看見《國家地理雜誌》照片中那種翠綠和電光紫相間的霓虹光彩；然而，北極光不是這樣的。天際微微顯現出一道弧形，幽靈般的光帶發出了微光，以一種蒼白的慢動作舞動。

「不過就是一朵雲嘛！」一位女士生氣地說，「跟照片不一樣吧？」她跺著腳走開，牙齒因寒冷和憤怒而打顫。我倚著船身，注視那奇異的飄渺，這種光只在深夜才會顯現。眼睛適應黑暗後，我注意到天光中泛著淡淡的漂白綠，搖曳如同一條從天而降的薄紗絲巾。

白晝越來越短，越來越暗。每晚我都會到甲板上駐足，手裡緊握著欄杆，以免雙腳打滑。凝視天空時，凌厲的風灌入我的喉嚨，這裡的星星更低也更近，就像直接懸在頭頂。夜裡，仙后座是我的皇冠，而到了黎明，她已經被北斗七星取代。

星星不僅變得更大、更近，還更明亮，而且數量更多了！不過馬修告訴我：**星星沒有比較近！你還是在海平面高度，只不過黑暗讓星星看起來更亮罷了……**

確實。

越往北走，天氣就越冷，極光益發壯觀。在我看來，北極光是黑暗的另一種餽贈，柔和的綠色調令人心蕩神馳。極光如同一盞天體聚光燈，寬闊的光束形成高遠的弧線，或懸浮在冰山之後，閃爍著朝星空移動，或靜靜漂浮，然後消失於虛無。

極光只在夜裡才會現身的戲劇化，增添了大夥兒的興奮感。廣播發布時，多數人正在睡覺。大家匆忙跳起來衝向甲板，胡亂中毫不在意衣服套反了，或時不時少了支手套或襪子，睡褲的褲腿從外套下露出，帽子斜戴，圍巾隨風飄動，手裡抓著相機和腳架。不少乘客用相機一陣猛拍後，開始抱怨起猛烈的北極風，隨即迅速返回船艙。而包含我在內的幾個人，則悄悄待上幾個小時，直到手指凍得發麻，脖頸僵硬疼痛。在極光的遠處，穿越濃重的黑，無數星星在沒有形狀的夜空默默閃現。

身處在這麼神奇而生動的天空之下，為什麼要睡覺？

黎明一天比一天來得遲。我們抵達通往北極的門戶——特羅姆瑟（Tromsø），這裡的太陽既不升起也不落下。雖然早晨被輕薄的淡粉和藍色光線照亮，但緊接著，整個白日昏暗一片。最後，我們抵達北角，歐洲的最北端。這裡沒有一絲陽光，極夜會持續兩個月之久。我趁著只剩下三個小時的微弱光線中，穿上雪鞋去健行。

記得離開倫敦之前，我跟一位在斯瓦巴群島度過一季的作家共進晚餐。我坦承我對長期處於黑暗中感到擔憂，我已經買了一盞SAD光療燈[44]和高劑量的維他命D。我會陷入憂鬱嗎？如果沒有充足的清晨陽光來調整生理時鐘，要怎麼入睡？

「我去那裡時正值夏天，」她說，「二十四小時都是亮的，沒有晚上。」

我皺起眉頭，不確定哪個更讓我害怕，**是無休止的光，還是永恆的黑**？我記得曾經某個夏天，我在挪威待了一週，每每到了半夜都還輾轉難眠，然後早上四點就被刺眼的陽光喚醒。光線透過窗簾照進臥室，像刀片劃過眼睛。

[44] 譯注：SAD為Seasonal Affective Disorder的縮寫，是一種可產生紫外線光的設備，用於在冬季為人體補充維生素D或幫助緩解季節性的情感障礙。

「哦，身體什麼都能習慣的！」她輕鬆地說，「我喜歡二十四小時都是明亮的天色，這樣我就可以長時間寫作，不用怎麼睡。我好像不需要太多睡眠。」

「對，但那是在夏天啊，」我嘀咕著。雖然我正學習愛上夜裡的黑，但我不覺得我會喜歡白天的黑。

「噢，你擔心會變得rar吧？」她笑說。「Rar」[45]是里特自創的名詞，形容斯瓦巴群島獵人在孤獨和黑暗中失去了現實感，很多人恍惚地跳進滿是浮冰的海裡，因而喪生。里特剛接觸永夜時，也曾瀕臨瘋狂，她寫道，「我丈夫卡爾堅稱我發狂了，對我非常嚴厲，不讓我離開他的視線，經常把我軟禁在家。」

我點點頭，想像著里特所經歷的生理症狀。經過七十八天的黑暗後，她在回憶錄中說，「我們整個人看起來是淡黃色的，就像放在地下室很久的植物，皮膚萎縮鬆弛。卡爾變得蒼白，眼睛顏色越淡，到了冬夜就是會這樣。」[1]

在歐洲最北端，呼嘯的風捲起雪花，像糖霧般橫掃荒涼大地。我們在一片淡藍色的薄霧中抵達，踏著笨重的雪鞋，舉步維艱走過厚重的積雪，一步步往上走，走向……一片空無。一眼望去，大地沒有起點也沒有終點，綿延至天邊，寒風吹凍我的臉，我的手指早就麻痺了，我必須不斷地活動它們。

正午時分，天空邊緣變成了末日般淡淡的黃。接著，光線逐漸消失，下午一點已進入黃昏，呈現一片深鈷藍。挪威人稱這段時間為「藍色時刻」，殘留的光線從雪地和海洋反射出來，將天地浸泡在玻璃般的藍光中。這個時刻（和色調）深受挪威風景畫家的喜愛，他們必須趕在它消失前捕捉這短暫的瞬間。隨著冬季過去，藍色時刻每天會晚個幾分鐘到來。到了十二月底，它在下午一點抵達，一小時之後，天地便融入了黑暗。

此刻，我身處世界的最北端，下午一點半，「藍色時刻」已經結束了，漆黑中我莫名地感到不知所措。我們回到船上，黑暗讓我睏倦，除了爬上床，什麼也做不了。某個挪威船員告訴我，這種反應很正常，北極圈的居民在冬天經常整日昏昏欲睡。然而，多項研究卻發現了相反的結果：極夜反而導致更多的失眠和睡眠干擾，甚至比夏季的永晝還嚴重。

---

45 譯注：根據克麗絲汀安・里特（Christiane Ritter）的說法，Rar 指涉一種在北極地區過冬的人所經歷的奇異感覺，常被形容為某種阿卡迪亞的夢幻狀態。

二〇一一年，研究人員調查挪威北部人的睡眠習慣，拿來與迦納某社群人口做比較，後者的光線和氣溫都處於恆定狀態。迦納人的睡眠模式全年維持一致，但挪威人的睡眠模式則隨季節而改變：在寒冷和陰暗的月份，他們的心理和生理能量縮減，失眠傾向增加了；此外。挪威人顯著地**感覺更累**，但他們卻比在夏季日照長的月份裡更晚上床，因為他們不但難以入睡，睡得也不好。

為什麼會這樣？因為我們需要晨光來調節晝夜節律。如果沒有接收足夠的晨光，身體就會難以入睡，無精打采，精神不佳；女性還會患上憂鬱症。換句話說，身體和大腦所**不喜歡的**，不是過多的黑暗，而是**缺乏晨光**。晨間的光線含有高比例的藍光波長，被視網膜接收後會促使身體釋放皮質醇，這是一種讓人清醒和充滿活力的荷爾蒙。晨光也會提醒大腦停止分泌讓我們感到睏倦的褪黑激素。

不過，這項研究後來出現了矛盾的結論，有人批評報告樣本數過少。再者，現代人的生活中充斥了大量的人造光，也使得研究結果更加難以解讀。另外還有其他因素的影響，如海拔、溫度、社會隔離、活動模式、受試者的年齡和性別。即便如此，科學界目前普遍建立的共識是：我們在二十四小時的黑暗裡會感到疲倦，而且實際上睡得更差。[2] 如同里特在回憶錄中所言，「夜裡，我們躺下來，既不覺得疲倦，也不覺得清醒。」[3]

既然我們在長時間的黑暗中會產生更多褪黑激素，那麼**感到**無精打采及更想睡覺，似乎理所當然。然而，實際情況更加複雜。在二〇一七年的研究中，兩位受試者在持續的黑暗裡度過了十天，他們開始在早上分泌褪黑激素，而夜間褪黑激素的分泌量則大幅減少。等到了實驗尾聲，他們在白天分泌的褪黑激素與晚上分泌的量一樣多。[4]

對實驗室老鼠進行「長時間黑暗環境」的研究，顯示還造成了其他的影響，包括甲狀腺的活性降低（倦怠、情緒低落、注意力不集中）和精子數量下降。[5]某些激素則完全停止分泌（如下視丘分泌的甲促素刺激素，作用類似抗憂鬱劑），因此老鼠表現出情緒低落和疲勞，而且明顯的不好動。雌性鼠變得比雄性鼠更憂鬱，這顯示了生物性別上的差異。

同時，持續的黑暗也影響了老鼠的海馬迴（大腦中與記憶和學習有關的區域）功能，牠們表現出認知障礙和記憶衰退，令研究人員訝異的是，這些結果就發生在短短七天的完全黑暗期。研究總結說：缺乏光線會影響大腦，無論是發育中的幼鼠或成鼠，最終導致神經系統受損、行為異常、功能失常和記憶力下降。

順帶一提，目前多數關於長時間光照或黑暗對身體影響的研究，都是動物實驗，或許未必會在人類的身上顯現，但無論如何，動物和人類都需要一個可以預測的光暗平衡。

那麼，我待在這個不斷延長的黑暗時段之中，會有什麼感覺？

我一直回想那份比較迦納和北挪威社群睡眠的研究，讓我印象最深的是：雖然挪威人有季節性的睡眠困擾、被迫忍受漫長的極夜，還有差異極大的精神疲勞，但迦納人回報的焦慮和憂鬱程度卻更高，即便他們擁有穩定且可預測的光線和溫暖。[6]這顯示，數據背後總是隱藏著另一個故事。

那晚，我被一場極光秀吸引到甲板上。

北海猛烈拍擊船身，光的弧面升起變成綠色漩渦，風暴呼嘯，甲板上擠滿了舉著手機和腳架的乘客。大家在帶有鹹味的黑暗裡跌跌撞撞，咒罵、驚呼，耳邊盡是咔嚓、咔嚓、咔嚓的快門聲。

比起親眼欣賞極光，大多數乘客更有興趣的是拍下絢麗的影像（然後靠修圖讓它更絢麗）。這個飄渺的異世界成為拍照的最佳時機，一個被捕捉、消費、分享在社群媒體的瞬間。我沒有學好相機的設定，所以它最後鬧脾氣，什麼都不拍！接下來的幾小時，我只好顫抖著縮在船尾，看著極光在閃爍的星空搖曳，不用急著調整角度、構圖、對焦或分享。

我回想起之前夜裡在甲板上散步，那時這裡空無一人，海面波濤洶湧，狂風怒吼，當時我感到無比孤獨，被「夜間自我」的無知幻想所左右。而現在，我卻獲得一種即時陪伴的平靜，甚至享受 iPhone 閃光燈不斷地亮起。

里特也學到這樣的一課：在連續幾天的黑暗中孤身一人，她覺得「自我在強烈的孤獨中逐漸瓦解」。她身邊沒有電話、收音機或寵物，也不確定丈夫和朋友是否會回來。「我遺世而獨立，沒有人可以面對面確認我的存在。我失去了對自我的界定，第一次意識到群居是一份天賜恩典。」

當她的丈夫終於回到家時，里特感到金絲雀般的歡欣：「現在，我又知道自己是誰了。」

白天越是短暫，我就越是珍惜那些若隱若現出現在地平線上方的誘人光芒。上午十點，我裹著厚重的大衣走上甲板，看著天色亮起。我發現夜晚越是漫長黑暗，上午的黎明就越令人愉快。溫度的作用也是如此：越是寒冷，回到船艙時，身體就越感到滿足。陪伴感也是這樣：獨處的時間越長，就越珍惜他人的陪伴……。

我所理解到的這些，也是里特在極地的頓悟。經過某次強烈的風暴後，她對隨後而來的寧靜有了重新的珍視。她問，「我們真的需要對比的力量，才能活得精彩嗎？」是的，她總結說，「或許在未來世紀，人們會像聖經時代的人撤退到沙漠尋找真理那般，前往北極圈，重新認識真理。」

獨自待在寒冷與黑暗之中，我體驗到里特說的「對比的力量」。這讓我想到，摯愛的離世也有相似之處：**他們的缺席，使得他們先前的存在變得鮮明**。在他們離去之後所產生的真空裡，我們自身的情感被放大了，無論是懊悔、內疚、悲傷，還是感激之情。也就是說，我們必須經歷缺席，才能珍惜此刻的存在；經歷過失去，才能珍惜生命；經歷過黑暗，才能珍惜光明。正如里特在回憶錄所言，「你必須熬過漫長的黑夜，目睹一切死寂，才能捕捉到生命力。」

我經常在漫長的夜裡醒來，有時被洶湧的海浪喚醒，有時則是被櫥櫃門的碰撞聲吵醒。我拉開窗簾向外看。在城市裡，海岸線布滿了耀眼的人造光；在空曠的海岸線上，看見的是山脈起伏的線條和角度，而到了海面，黑暗具有一種獨特的質感和特性。我在家裡可以從車流聲或透過百葉窗滲透進來的光線質感來猜測此時此刻為何，但在這裡，只有搖晃的海洋、船引擎的震動和微光閃爍的夜空。

我夢想著在甲板熬上一整夜，在寒冷的星空下坐幾個小時，但這片黑暗是如此地催眠，我幾乎無法保持眼睛一直睜著。我不曾這麼快就回到入睡的狀態，這速度快到讓我有點不爽，因為我的例行守夜被睡意給吞噬了，幾乎沒機會享受極地夜晚那種舒暢的感覺。

我們正快速接近一年當中最短的一天，也正值最黑暗的月份，日光縮短成只剩兩小時的朦朧藍光。儘管我睡得充足，但我開始感到一絲低落。我回想起之前我睡得少，但至少白天可以沐浴在明亮的光線裡，那種感覺還好一些。而此刻，我的床正不斷向我召喚，於是我遵從里特的建議：要避免長時間的癱瘓，就得保持無意識地忙碌！在里特的回憶錄裡，她對縫紉、修補和拋光充滿了狂熱；而我選擇寫作，刷社群媒體，把書桌轉向，背對著舷窗和柔軟誘惑的單人床。不要睡覺；不要躺下來；甚至不要脫鞋……

里特在回憶錄中提到：歐洲即將爆發戰爭的消息傳到他們耳邊時，丈夫告訴她，他們得搭下一班船趕回家，她同意了。但直到某個不眠夜帶來了啟發，她意識到自己已經離不開這個孤立淒美的斯瓦巴群島。隔早她告訴丈夫，她不能走，還不行！她對極夜如此著迷，以至於連能見到女兒的興奮，也無法誘惑她離開。

有時，只有在無法成眠的夜晚，我們才能聽到內心渴望的低語。我們最秘密的rar。

睡眠斷斷續續，有時我一晚會醒個三、四次，有時太熱，有時又太冷，有時被衣櫥門發出的喀噠聲吵醒，有時被迫從沉船的惡夢中驚醒。有一次，我夢見在二次大戰中溺斃的六千名士兵，他們的遺體靜靜躺在北角的海底。

船隻調頭，我們開始返航。現在是到了兩點半才開始天黑。看著燈火輝煌的海岸飛逝而過，我意識到我所不喜歡的，並非太早降臨的黑暗，而是太過絢麗的電燈。這些燈遠處看來相當美麗，燈光映照水面，照亮了家裡快樂的氣氛。但有誰會想一直生活在單調乏味的人造光之下？

斯瓦巴群島的黑暗長達一百三十二天，其中有七十五天裡，全天候一片漆黑。里特也沒有電燈可用，她想睡就睡，不受社交、工作或送孩子上學等家務束縛。她的光源來自星星和月亮，來自燒柴的火爐，來自蠟燭或油燈——溫和、柔軟、多色調的光芒。夜幕降臨，鮮活的感官運行，里特的靈魂跟著甦醒，「一種奇異的光芒開展在內在之眼，彷彿在這裡，強大的精神力發展出敏銳的意識。」她回想起那些留在歐洲的人，「生活在陽光下的人，顯得遙遠而渺小。他們低著頭兜圈子，繞著焦慮和煩惱打轉。」

里特說，日光並沒有人們以為的那麼全然美好。為了將內心之眼打開，我們需要黑暗。

「我喜歡這種黑，」同船的一位女乘客說，「感覺很安心，就像毯子覆在身上。它讓我放鬆，不再忙碌，就只是**活著**。」

「我今天已經睡了兩覺了，」另一位女士說，「我覺得好累。早上小睡一下，下午再睡個午覺。好放縱！」

「我不喜歡。」同行的男人說，「黑暗讓我緊張，我沒辦法一直住在這裡。」他搖頭，「絕不可能。」

經歷了兩週的黑暗，我讀了一百多首父親寫的詩，我彷彿打開了他的心靈引擎蓋，窺探塵封的角落。我見證了他在深夜唧唧編織的成果，看見他如何在自己的黑暗中摸索前進。

父親在去世前的五年已經停止寫作，而在更早之前，他手上有個龐大的寫作計畫正在進行，一本他稱為《自我的故事》（*The Story of the Self*）的巨著。多年來，這個計畫幾乎成為他的執念。他說，這是全世界第一本最全面的自傳史，這項探索是為了研究智人如何構建身分認同和自我意識。每隔一段時間，郵差會送給我一個棕色信封，裡頭是最新一章的草稿。有時我會立刻打開來讀，有時我將它堆在一旁，留待日後再看。

後來，信封漸漸不再送來了。當我問起父親這個宏大計畫的進展，他支吾其詞，避而不答。後來，他承認已經放棄了計畫。事實上，他迷失了。

一晚，他打電話告訴我，不僅他的計畫沒進展，他已經好多年沒有寫詩了。這些年他飽受憂鬱之苦（他稱為「某種黑暗」），他無法睡覺——雖然他現在開始吃藥了。總言之他開始尋求幫助，只是想讓我知道情況。我對這個遲來的坦白感到震驚。他為什麼不早告訴我？為什麼我沒注意到異狀？我該怎麼做？我轉述這件事給馬修，他一臉困惑看著我：「你怎麼會看不出來？」

無論如何，沒有一個女兒會想看見自己的父親被黑暗擊垮。生理疾病另當別論，我們可以照料他，哄他吃東西，幫他調整靠枕，我們可以**做點什麼**。不是說這比較容易，我的意思是，我們能夠找到適合扮演的角色。我跟弟妹商量要定期傳訊給他，確保他過得好。但不久，忙碌的生活再次將我們吞噬。

漸漸地，我的船重回光明。我們離開北極圈的第一天，太陽位置很低，耀眼又明亮，刺眼到我幾乎看不見。光線在窗戶上閃爍跳躍，金色海面漣漪蕩漾。**看我啊**，它尖聲喊叫。**快看我！**我很美吧？

船靠岸停了下來，我們在一個小鎮下船休息。我走上一條陰暗的街道，因為陽光刺到我的眼睛發疼。而且，這麼亮讓我突然感到一種赤裸的暴露：街道上的人都可能會注意到我，認為我需要陪伴。於是，我循著一條昏暗的小路，走出這個小鎮。我已經變成隱秘的夜行性動物，我怕光線讓自己瞬間暴露，即刻成為掠食者的目標。黑暗成為我新的守護者。

「冬天很長，」在船上工作的希爾德住過斯瓦巴群島，她說，「但多數人是在陽光來臨時自殺，而非選擇在全天候二十四小時的黑暗期間自殺。」她沒說錯，研究證實自殺死亡率在春夏達到高峰，而在一年中最黑暗的十二月最低。[7]

我不斷在深夜醒來，焦躁不安，然後再也無法入睡。我抖了抖羽絨被，拿掉一個枕頭，重新調整姿勢。我一動不動躺了一會兒，起身望向舷窗。我考慮去船橋拜訪船長和領航員。那些領航員二十四小時工作，每四個小時輪班。挪威的海岸線是全世界最具挑戰性的海岸線，這裡有強勁的洋流、淺水區、突出的礁岩與快速變化的天候；有些航段複雜異常，需要專業領航員登船指導。「要駕駛這樣的船，必須沿著挪威海岸航行五年才有資格。」領航官解釋。

不用說，這對我的睡眠毫無幫助。撞上冰山的惡夢揮之不去，我終於又戴上耳機，聽起了有聲書。一小時之後，我仍然翻來覆去，打盹後又醒來，（然後又）幻想著要去拜訪夜班船長，懷疑他可能在領航椅上睡著了……如果是這樣，我們豈不是都完蛋了？

這些思緒在黑暗中迴響。我幾乎無法想像一夜好眠的感覺，那將多麼乏味——缺少了奇異的想像和談話，少了幻想和夢境，剝奪了夜晚思考、氣息和聲音，將「夜間自我」推入遺忘的深淵。

我再也無法想像沒有黑暗的生活。然而，我們對光的渴望，正不可逆地改變這個世界。**人造光奪去了生活中的陰影、邊緣和角落，遮蔽了星星、彗星和銀河。它對飛蛾、螢火蟲、蝙蝠和鳥類構成威脅，滋養並加劇我們對黑暗的原始恐懼。**它削弱我們的夜視能力，摩鈍了嗅覺、聽覺，以及對溫度和質地的感知，**剝奪了夜晚帶來的療癒力**。

我意識到，令我害怕的，再也不是黑暗、死亡或少數的壞人，而是未來將**不再有黑暗**。如同挪威作家桑德貝格（Sigri Sandberg）在《黑暗頌》（*An Ode to Darkness*）所言，「黑暗的稀缺，比黑暗本身更令人畏懼。」

陸地上的最後一個晚上，我們從卑爾根（Bergen）市中心啟程，徒步爬上城市邊緣的山丘。市中心沉浸在聖誕節的燦爛光芒，街道掛滿了燈飾，窗戶燈火通明。隨著坡度越高，我們離開了城市，在昏暗的松林蜿蜒穿行。

此時，我們已經無法看清東西的細節，但眼睛適應黑暗之後，依稀可辨識出模糊的輪廓和形狀——樹枝尖端、密集的樹葉、前方蜿蜒的道路。雲層厚重到看不見星星，但一輪朦朧的新月浮現在頭頂，微弱的光芒映照在廣袤的雪地，這片景色寧靜又平和，以至於當導遊遞來頭燈時，我們接了過來，卻沒用上。

蜿蜒穿越杉樹林三英里之後，我們抵達了山頂，俯視閃閃發亮的城市——城市邊緣由體育場和跑道的泛光燈及港口船隻的光芒所標記。大夥兒驚嘆連連，連忙掏出手機。數不清的金銀燈光映照在黑色的水面，延伸至幽暗的群山。毫無疑問，這座燦爛的城市驚人地美麗。

然而不過短短一個世紀前，它看起來不是這樣。雖然數百年來人們一直使用油脂燃燒照明，但只在必要時才會這麼做。燃燒油脂讓房子又臭又髒，而且煙霧繚繞，還伴隨著火災的風險，而且產生的光源模糊不清。

一八四〇年代，我們開始提煉燈油，油燈帶來了潔淨明亮的光芒。一八六〇年代，石油成為生活中不可或缺的一環，還加上了電力。如今，我們有LED燈，整個世界被廉價、無差別提供、而且令人上癮的光線淹沒。

多年後，我回顧這段在北極圈的日子，腦海浮現極光：朦朧的北極光穿越濃密的黑，銀亮繁星懸在頭頂，新月如同最薄透的冰，還有稍縱即逝的幾個小時微光——不透明的藍、纖弱的粉紅，漸變為琥珀色、橘色和金色。在最深邃的冬季，脫離了陽光的掌控，那光線是我所見過最潔淨、最柔和、最安詳的光。

我最後一次繞行甲板，忍受著寒風吹拂。過去兩週裡，我試圖在海面尋找鯨魚、海豚和鳥類的蹤跡，然而北海的中央是個孤獨之地，我只見到幾隻海鷗。當我徘徊在船尾，觀察海風的軌跡和灰色的斜光，一隻鳥映入眼簾。

是海鷗？牠似乎比海鷗大，而且不是白色，是棕色的。牠尾隨船隻好一段時間，是浩瀚空曠的天空裡唯一的鳥。我瞇眼看著牠，沒錯，肯定是棕色的，帶著斑點的棕，而且翼展之寬……

然後，牠改變了方向，在冷風中拍動翅膀。

船全速前行，劃開水面激起白綠的泡沫尾跡。我倚著欄杆看那隻鳥越飛越遠，直到成為地平線上的一個小點。

「爸？」我說。

但是鳥已經飛走了。

# 17 療癒的

我就是我所理解的事物。我困擾的是我的自我認同。
——彼得・艾布斯，《結尾詩：蘋果》（*Epilogue Poem: The Apple*）

我從北極圈回來，開始實踐精神科醫生湯瑪斯・魏爾（Thomas Wehr）在一九九〇年代進行的實驗。魏爾想知道，是否有一種遠古的睡眠模式，被編寫在人類的基因之中？穴居人是否有不同的睡眠方式？如果有，現代人能否以某種方式，回到原始的睡眠節奏？魏爾假設明亮的後工業世界把人類曾經自然的睡眠，壓縮成（較不自然的）單一區段睡眠。他推測在合適的條件下，現代人或許能恢復到古老的睡眠模式。

八名男子在沒有人造光的環境下生活一個月，從黃昏到黎明，每天有十四個小時處於黑暗之中，十個小時處於光亮中；這種光暗比例是模擬了典型的英國冬季環境。他們白天允許外出，但天黑後必須待在一個沒有音樂、螢幕、娛樂或燈光的房間。

最初的三週裡，這些男子的睡眠模式都只有單一區段，但到了最後一週，他們開始分成兩個時段睡覺（每次睡三至五個小時），中間醒來約一至三個小時。在中間的這個特殊時段，他們既非完全清醒，也並非完全入睡，而處於一種神秘而禪意的平靜狀態。實驗顯示，在這個部分清醒的時段裡，這些男性的泌乳激素升高了。泌乳激素是一種夜間分泌的半鎮靜激素，通常在哺乳期的母親和築巢的鳥類身上比較高。[1]我想知道，女性是否會有不同的反應。

我跟家人們宣布，我打算讓我們的小屋回復到古早人類的「洞穴」狀態，禁止使用電燈。不出我所料，我的家人們對於遠古祖先據說享有的深度睡眠毫無興趣，一個個帶著自己的「多螢幕」逃回了倫敦。

今年的十二月是自一九五六年以來最灰暗的月份，只有短短二十六個小時的日照，幾乎每天都下雨，天空掛著沉重的雲層。一想到不能開燈，就令我滿心不安，尤其是，我們這個地處偏遠的小屋最近才剛遭到竊賊光顧！好吧，我決定修改洞穴實驗：天黑以後，我可以使用蠟燭和火光。

第一晚，我點燃蠟燭後便直接上床，床邊各放著一隻球棒。原本想看點書，不過，燭光搖曳而昏暗，我根本看不了書，乾脆吹熄了蠟燭。令我驚訝的是，我整晚睡得很安穩，這是好幾週以來我第一次一覺到天亮！醒來時是早上六點，我又點燃了蠟燭，看著我的影子慢慢移動：我現在成了兩個人，一個是血肉之軀，另一個我巨大而晃動，延伸到天花板。

火光反射在每一個物體的表面，房間瞬間鮮活起來，牆上都是形狀和影子。但是光線實在太暗了，什麼都做不了。我拉開了窗簾。天空如柏油般黑暗，星星在沸騰。我納悶為什麼在燭光下，什麼東西幾乎都看不清，而數百萬光年外一顆星星所發出的光芒，卻是如此清晰可見。

* * *

二〇一八年，黛安・巴雷特博士（Diane Barret）從一座屠宰場收集牛隻的眼球做實驗。她花了兩年時間，從眼球中的視桿細胞膜提取微小的蛋白質。透過顯微鏡檢視，她研究出牛眼（與鱷魚、鷹和人類眼睛）如何進化到至今能夠看見遙遠而微弱的光線。2

我們用於夜視的視桿細胞極其敏感，雖然無法辨別顏色，卻能偵測到從銀河系外圍發出的光子。無論多小或多遠，這些光束最終都能由大腦轉化為視覺印象（即光閃），讓我們看見。我們的這種能力，有一部分得益於微小的蛋白質，它讓視桿細胞在黑暗中開啟，白天則關閉起來。因此，我們的夜視能力似乎就是為了辨別最細微的光線而設計，例如遠處閃爍的火光、掠食者閃亮的雙眼，或者遠方的星辰。

多麼奇妙！**最微小的事物**（例如隱藏在看不見細胞膜上的微小蛋白質），**竟然能揭示最龐大的事物——也就是宇宙**。

想了半天眼球的事，我又跑回床上昏昏欲睡。一個小時後，我在燭光下洗澡。這是個奇妙而愉悅的體驗，我的祖先們大概懶得這麼做，但我需要洗個頭。我拿著蠟燭走到廚房，泡咖啡，然後凝視窗外，盯著太陽緩緩升起。先是淡藍色的微光，接著從霜凍的田野升起一道淡金色光帶，這是好幾個星期來，我第一次在陽光照耀下喝咖啡，感覺很神奇。

我是否因為早早就點了蠟燭上床，所以整晚都睡得很安穩？研究員尚恩・凱恩（Sean Cain）調查了墨爾本的住宅，發現當地有一半以上的屋子，燈光亮到讓人體褪黑激素的分泌被抑制了百分之五十！像這類夜間照明造成的問題，至今已經延續好幾十年。

癌症流行病學家史蒂文斯（Richard Stevens）在一九八〇年代的研究獲得重大進展：他將**電燈與乳癌發病率**成功建立了關連。後續的研究顯示，褪黑激素可以抑制成鼠的乳腺腫瘤。史蒂文斯明確指出，「毫無疑問，現代人對電燈的使用，正在擾亂人類的晝夜節律和生物機制。」人造光是導致肥胖、憂鬱症和癌症人數上升的主要因素。[3] 哦，還有失眠。

在自然環境下，黃昏來臨時，我們的身體會分泌褪黑激素。因此當光線在下午四點開始減弱，我會試著讓小屋裡變得暗一些。為了避免在燭光下切菜誤傷手指，我盡量提早準備晚餐。隨著光線的減弱，我開始焦慮。我擔心的不是即將來臨的黑暗，而是害怕自己會無法克制內心的恐懼，這個恐懼來自於我知道竊賊曾經入侵這間（幾乎沒有保全設施的）小屋，而且我孤身一人，無人可呼救。我是那麼地脆弱——然後，這個恐懼又被活躍的夜間大腦給進一步放大了。

下午四點半，小屋已經陷入一片漆黑。我盲目地在一鍋沸水裡攪動著義大利麵，然後點燃火爐，手忙腳亂地咒罵著。火熄了，我又點上蠟燭，思索著如何在兩個微弱的光源下，順利度過六個小時。我打開了筆電（對，作弊），被螢幕刺眼的光給嚇到，那藍光竟然比蠟燭還要亮個一百倍！

下午五點，我只靠著一支熊熊燃燒的橘色火焰作為光源，但它是這麼美，宛如溫暖的液態黃金。整個屋子在鮮明的光中舞動，連陰暗的角落也有著色調和輪廓。沒有了燈絲燈泡發出的單調燈光，這個屋子變成一個介於現實與想像、充滿可能的空間。

然而隨著時間流逝，最初火光帶來的浪漫感逐漸消退了。現在不過才晚上六點，黑暗已經令我感到壓迫。我想著該做的事，卻遲遲動不了身，因為我的實驗禁用筆電，而且現在很暗，我又待在一個前不著村、後不著店的地方。小屋外的夜間音樂應景地響起，難以解釋的敲擊聲、碰撞聲，刺耳的磨擦和搖晃聲……每聽到一丁點聲音，我就立刻緊繃起來，心臟像被捏緊了。

就這樣，一個屋子竟可以從充滿喜悅和歡樂的場所，迅速變成令人不安的空虛之地！難怪人類脫離不了音樂、電視、社群和同伴。我熱愛這間小屋，我的畫作就掛在這裡，我的書籍排滿了書架，這一切都很好，但我逐漸意識到，**真正讓一個地方擁有**

**特色的，是人，而非物品，尤其天黑之後。**突然間，我想念倫敦擁擠的人潮。

人類學家理查・藍翰（Richard Wrangham）相信，火的發現，使人類從靈長類轉變為智人，因為火提供了可消化的熟食，使我們減少咀嚼，得以提供生物資源重塑身體和大腦。但藍翰也主張，使用火來烹飪，標誌著父權制的開始。因為熟食如此珍貴，以至於女性成為一種「會烹飪的動產」（cooking chattels），她們需要被保護，以防止食物被其他男人給偷走（沒錯，如同藍翰所說，來偷的都是男人）。

二十萬年前，營火提供了光亮、溫暖與熟食，也讓女性變得脆弱。熟食的炊煙和氣味，讓男性得以發現食物的來源。因此唯有依靠著身邊的人，或擁有強而有力的男性保護者，女性才能安全。[4]

這正是我的實驗注定失敗的原因。獨自坐在火焰旁並非一種愉快的經驗，我需要同伴幫助我平息伴隨著火光的黑暗所帶來的失控感；而且，生火是一種既費工和又需要監督的體力活，你得添柴維持火勢，迅速撲滅火星，清除多餘的煙霧。獨自與火相伴，是一件危險而孤單的事。

歷史證明了這點：女性總是共享火源所帶來的光與熱，也共同承擔維持火源的工作。「織布聚會」是一種受歡迎的夜間活動，以爐火為中心，親朋好友攜帶著紡車往返三、四英里，到彼此的家中參加聚會。分享光與熱具有財務上的合理性，而且安全。

更重要的是，聚集在夜裡的爐火旁，營造出一種親密的氛圍，有助於坦誠相對，鞏固鄰里關係。這通常是女性唯一可以社交、分享困難、逃避家暴丈夫、培養社區歸屬感的機會。事實上，女性幾乎很少單獨待在火光下。難怪，我此時感到莫名的脆弱。

我聽過一個以色列實驗，受試者不以人造光作為夜間的照明，結果睡眠品質還比較好，隔天的情緒和注意力都有顯著的改善。[5]「所以堅持下去！」朋友鼓勵我。

於是，我再度嘗試在燭光下睡覺。但今晚，我的睡眠跟往常一樣斷斷續續。醒來時才零晨一點，我聽到遠處的車流，第一次覺得它令人安心。我睡不著了，因為我的晚餐是九個小時之前吃的，肚子現在叫個不停。我不想在廚房點蠟燭，然後在亮晃晃的冰箱裡找東西，於是硬著頭皮將羽絨被蓋過頭頂。但是，今晚我腦海充斥著鬼故事和恐怖片，還有紡織聚會上的陰森情節。然後，我突然聽到一聲巨響！我僵住了。是小偷嗎？小屋鬧鬼？

我召喚我的「日間自我」，她是理智的聲音。可是太遲了——她來不及展現。

然後，我想起應該怎麼做了。我起床拉開了窗簾，凝視滿天星斗。我的脈搏緩了下來，呼吸悠長，心靈如蚌殼打開。我迅速復原（不然要怎麼形容？），感覺就像一種魔法！

冷靜下來之後，我提醒自己，雖然少了光源會引發恐懼（就像獨坐在爐火旁會引發恐懼），但前提是，是我自己讓恐懼得以滋長。這是一種自保的生物本能，也是一種演化，幾千年來，人類學會去害怕任何讓我們感到脆弱的事物，無論是掠食者、不利的天候，或者只是在黑暗中跌倒的可能。

數個世紀以來，那些想把女性侷限在家庭場域的人，無不利用了這種恐懼。所以，我們必須接受自身的神經生物性恐懼，盡可能地去調適，但絕不能被它所侷限、控制或削弱力量。相反地，我們必須直視它，跟它對話。

所以，我鼓起勇氣，摸索著走向衣櫥，胡亂套上衣服，然後走進黑暗裡。

我們若非清醒地躺在床上，陷入反芻思考或者陷入恐懼，就是清醒地躺在床上——擔心失眠。「對睡眠的期待，」《新科學家》（*New Scientist*）記者羅布森（David Robson）宣稱，「讓人在需要放鬆的時刻，反而進入高度亢奮的狀態。失眠症患者的大腦杏仁核很活躍，每當出現任何事物，就讓他們聯想到睡眠。」羅布森稱此為一種「自我應驗的預言」，在這種情況下，**我們對失眠的恐懼，扼殺了原本可以入睡的每一個機會。**「人們越是擔心失眠，」他補充，「失眠就越嚴重。無論他們實際上睡得有多好。」[6]

我向自己承諾：我再也不會對我的睡眠狀況（無論時數、品質或狀況）感到擔憂。

帶著紛雜的思緒走過昏暗田野，靴子在濕透的草地上踩出嘎吱聲，耳裡充滿了不知名鳥兒的低顫。星星消失了，取而代之的是厚重的雲層，漆黑的天空彷彿觸手可及。

遠方，我看見農場和零星的燈光，那是我在東、西、南、北的四方鄰居。幾個月前，他們的燈光會激怒我，我恨不得每盞燈都熄滅，讓夜空恢復到純淨的狀態。但現在，每當看見閃動的奶黃燈光，我都興奮不已，它們傳達的是生活、安全、陪伴和社群，緩解了我杏仁核觸發的恐懼。

之前在床上所感受到的恐懼，來得快去得也快，現在，只有某隻鴿子突然飛起時才會短暫地出現，孤獨和脆弱感也消失了。不只是因為我可以看見遠處鄰居的燈火，也因為我現在有了同伴。

事實上，我們的「夜間自我」從不孤單，她們存在於一個各種活動多到令人目眩、一個不易察覺的絕美世界。百分之七十的哺乳動物和百分之五十的昆蟲都是夜行性的，而如果你在夜裡探索海洋，會發現整個世界都在活動。就連現在，我在田裡探路前行，也有無數看不見的生物正在陪伴著我。

我繼續往前走，緩慢而安靜地，因為這是屬於牠們的時間和場所。我只是路過。某種意義來說，我是個過客。

曾經有個朋友告訴我，她住郊的狼群被獵殺到近乎滅絕了。「我只想和親密的朋友圍坐在營火旁，喝啤酒和哭泣。」她說。她的營火坑成了一個情感宣洩之地。「火感覺起來很重要，它為沉默創造了空間，為那些我們吝於允許自己表達的悲傷，創造了空間。」

火促使我們停下腳步，讓我們注意到火光閃爍，聽到劈啪和低語。坐在火旁的沉默，是一種極為和諧的沉默。不過，有了與火獨處的經歷，我問她：「如果你是獨自一人坐在營火旁，還能感受到這樣的情感宣洩嗎？」

她遲疑了一下回答我，「哦，我永遠不會跟火獨處。我不喜歡這個主意。我喜歡獨自坐在火旁，放鬆個幾分鐘，但前提是有朋友在身旁；我們得靠得**非常近**才行。」我明白了，雖然我還沒準備好獨自坐在營火旁，但我不是唯一的那個。這樣是OK的，就現在而言——也許就永遠而言——火是拿來共享的。

那天下午，我把書桌移到一個陽光充足的地方。我抬頭望向白金色光芒，瞬間被它的溫暖所安撫。我想，我們白天需要陽光，晚上需要黑暗，當我們擁有充足而平衡的陽光和黑暗，人生就顯得寬廣而珍貴。我們會找到平衡，感受晝夜交替如同連續的對比，彼此無縫接軌。

當我們與「日間自我」及那難以捉摸的「夜間自我」都相處過後，我們就能體驗到**多面向而豐富的自我樣貌**。我們遇見的那個自我，能夠將分散而模糊的想法聚合，有時會感受到毫無保留的怒火和靜謐的魯莽；以開闊的好奇心反思；凝望閃爍的蒼穹；在與世隔絕的森林中戰戰兢兢地邁步向前；學會從質感、而非顏色來辨識物體。那個自我更接近哺乳動物，而非人類。它擁有更多的靈魂，而非血肉。

一旦能夠與這兩種自我和諧共處，互相關照，生活就會更加豐富而美好。我們是完整的；我們可以痊癒。

* * *

**最後，我們入睡。**

父親過世的十三個月後，我的睡眠逐漸恢復了正常。我還是經常在夜裡醒來，但有斷斷續續睡著的夜，也有睡得極為安穩的夜。如果我連續幾個晚上都一覺到天明，我會懷念我的「甜蜜守夜」，這已成為生活的常態，讓我能跟「夜間自我」保持聯繫。反之亦然：如果經歷太多個不眠夜，我就會渴望那個精力充沛、心情穩定、擁有充足睡眠的「日間自我」。黑暗的領地從來不是為了讓人長期逗留，就連我也知道是如此。

我還學到另一件事：**突如其來而無法解釋的失落，帶有一種暴力，巨大的震撼使得我們處於無法置信的迷惘中，這段時間以月、甚至年來計算**。很多文章在談哀傷與絕望，但關於「對失落感到無法置信」的論述卻很少。當我們認為應該是永恆的事物——父母、孩子、伴侶、寵物、家庭、工作——意外地與我們分離，我們會陷入痛苦且模糊的狀態。一瞬間，我們的過去和未來被奪走了，而我們無法理解為什麼。

我們比以往更加渴求確定性、穩定的模式和保障，就為了再次相信生活是有秩序的。與此同時，我們渴望神秘和未知，我們脆弱的希望在這不確定的空間中苟延殘喘，在無法置信的時刻，那裡是心靈前往沁飲的泉源。我們對知與未知的需求同等重要，但兩者並非總能和諧共存。

我藉由讓前者在白天活動，讓後者在夜間活動，找到了某種平衡點。就這樣，一種確定感回來了，慢慢地，**我能夠淡定地接受謎團和未知**。當我的「日間自我」給我鎮定，我的「夜間自我」予我激勵，兩者就能踏著微妙的腳步，跳著一支共生之舞。

我開始接受這兩者的協調共處，這並非出於日積月累的智慧，而是因為研究人員的勤奮驗證。他們啟發了我對變幻的夜間大腦的認識；也多虧了我認識的諸多「夜間編織者」，她們以優雅的文字描繪了不眠的夜曲。

偶爾，我們被推著與另一個地方建立起複雜而親密的關係，我們不一定能理解為何那裡如此重要，只感受到它強大的吸引力。這可能是預期之中的吸引力，也可能像一見鍾情那麼令人驚艷。對我而言，「夜晚」就是那個地方，完全出乎我的意料。

現在回想起來，我發現自己對於黑暗的執著，其實是在尋找失去的人的靈魂，尤其是我父親的靈魂。他過世後，我一直尋找他，我無法理解他的缺席。當時我還不知道，但我的「夜之旅」就是為了找到他，因為在黑暗之中才有無數的可能，這是單調的白日很難提供的。

因此，我那些徹夜難眠的夜晚並非「失眠」，而是一種渴望，是我對已然失去的黑暗、被遺忘的神秘、服從於鐘擺時間、以及因螢幕時間、天花板和追求確定性而將之拋在一旁的深邃時光和無垠空間的渴望。

幾十年來，我的渴望扭曲成焦慮和恐懼：我怕黑、怕睡得不夠或睡得太久、怕清醒、怕疲倦、怕因睡眠剝奪而失智、怕失眠、怕強暴謀殺、怕飄忽不定的思緒，怕未知……但我們需要的不是藥物和睡眠追蹤器，也不是無盡的光源，而是以**一種全新的方式來看待睡眠、夜晚和星空，以及所有被黑暗擲到一旁的事物**。還有我們那缺席的「夜間自我」。

我當然沒有在黑暗中找到父親，逝者無法復生。但我發現了其他令我感到安慰的事物：那些悄悄顛覆世俗觀點的夜間編織者的故事、海邊意外出現的濱蟹、我對月亮和星星滋生的喜愛，以及翻騰不息的天際。

最重要的，我找到了我的「夜間自我」，一個被壓縮在助眠藥物裡的奇想生物。而我喜歡她，花時間去理解她，剖析她無可避免的恐懼，認識她的脆弱，接受她不會永遠如我所願地有條不紊或容易預測。我也花了點時間才明白，她的惆悵並非脾氣差，也不是憂鬱，只是在沒有光的情況下思考的樣貌。

我最終接受了她飛蛾般輕盈飄忽、忽上忽下的思考模式。她不是完全缺乏條理，只是大腦中有新的領域在夜間顯現，而她渴望去探索。而且沒錯，這些地方有時候確實顯得奇怪又令人費解。

我正在慢慢磨去她（我）恐懼的稜角。這麼做的同時，我也明白這在生物層面有其必要，是「守夜」的重要成分，使感官得以發揮，賦予動物本能的警覺，幫助我們活在當下。也許根本不該稱為「恐懼」，這只是由黑暗所引發的高度生理反應。

然而，我的「夜間自我」有時也令人抓狂！她雖然不像以前那樣喜歡反芻思考，但偶爾在我僵硬躺下的夜裡，她會因某個念頭而怒火中燒。我現在明白，這突如其來的暴怒，只不過是生活中的挫折在夜晚一併爆發，因為大腦充斥了在夜間翻騰的化學物質。所以我學會了利用起床活動來抵抗她的咆哮要求。遠離床鋪，遠離臥室。她當然會跟著，但就默不作聲了。

我還學到另一件事：我的「夜間自我」擁有許多的樣貌。很多東西會讓她變得遲鈍，包括酒精、過勞、過量光線、咖啡因、疼痛。她也會根據不同的環境，每個小時都在變化，好比說，午夜在擁擠人群中的她，與凌晨三點獨自躺在冰冷睡袋中的她，截然不同。我還在學習解讀她歌曲裡的音符，因為隨著時間流逝，它們也會改變。

每個人都有自己的「夜間自我」，你的和我的不會相同，它們都是由環境、歷史、基因、荷爾蒙、記憶、生理等多方面塑造而成。當然，一個可以在夜晚熟睡到天明的人，或許永遠不會遇見他的「夜間自我」，除非他陷入嚴重的悲傷或失落。如同曼斯菲爾所言，夜間自我往往以「安慰獎」的形式出現。

我的夜間自我，還有我在天黑後的世界所發現的一切，遠遠超過「安慰獎」的等級。它們是一份意外的禮物，是父親留給我的遺贈，也是一個酸楚的提醒：逝者留下的，我們永遠無法預測。

然而，人人都能體驗「夜間自我」。我們都可以遇見星空、沉睡的森林、夜間的芬芳和黑暗。關上燈和螢幕，降低日間自我的音量，打開窗，冒險踩著狐狸的步伐，聆聽內心深處的夜之聲。她／他就在那裡，和你在一起，一直都在。

# 特別說明

我的這趟「夜之旅」，來自於我經常在半夜醒來的經歷（有時這稱為「睡眠維持型失眠」）。但每個人都可以根據自身的情況，以適當的方式來展開這趟旅程。或者，我們可以透過閱讀他人的「夜之旅」，間接體驗這種獨特的經驗。

研究顯示，在夜間甦醒，有時可能會對大腦有益，而非有害；[1]而且休息的方式有很多種，[2]只要把握機會休息，就能達到目的。

白日擁抱光明，夜晚擁抱黑暗，與不安定的大腦和解，擁抱你的夜間自我。如此一來，你也能夠安然入睡。

本書目的不是提供醫療指引，任何患有慢性失眠症的人都應諮詢醫生的意見。

# 致謝

許多人協助我撰寫本書，他們分享知識、專業和經驗，樂意回答我永無止境的疑惑；沒有他們，這本書不會存在。書中沒有被提及的人，在此向他們致歉——這純粹因為我手邊的素材太多，歷史上的「夜間編織者」也太多了！感謝以下人士，順序不分先後：Juliet Nicolson、Vanessa Nicolson、Rosemary Selmes、Caroline Whiteman、Kate McLean、Julie Derbyshire、Geraldine van Heemstra、Kate Lowe、Maggie Humm、Alice Vincent、Clare Pooley、Sean Cain、Antonia Malchik、Mason Currey、Elizabeth Klerman、Duncan Minshull、Javier Hidalgo Jimenez、Kathryn Aalto、Martin Siefkes、Inga Simpson、Robin Scagell、Linda Worrall、Linda Clark、Andrew Tubbs、Caitlin Myer、Valerie Shrimplin、Annie Harris、Sarah Thomson、Antoinette Koutsomihalis、Charly Peacock、Amy Robson、Susan Saunders、Caroline Williams、Allison Brown、Meredith McKinney、Keith Grant、Michael Perlis、Chris McDermott、Chris Beetles、

Roger Wong、Sepiedeh Keshavarzi、Isabelle Chopin（感謝聯絡 la grande insomniaque 的 Barbara）、Tim Hearn、Nancy Golin、Lyndsy Spence、Kieran Moore 以及 Coltan Scrivner。特別感謝許多科學家和研究人員向我解釋複雜的研究，若有任何錯誤都是我個人的責任。

感謝我優秀的經紀人，在本書撰寫過程中幫助我克服困難，並在我迷失方向時鼓勵我繼續創作：Rachel Mills、Stuart Krichevsky、Laura Usselman。謝謝 Alexandra Cliff 將早期版本提供給所有傑出的海外出版商。

特別感謝 Abigail Scruby 和 Michelle Howdry，他們出色的編輯能力協助我刪減了幾萬字，你們的技術與非凡見解使得這本書更精彩。感謝 Lisa Highton，她的熱情催生了這本書。也謝謝 Judy Spours、Hilary Hammond、Jasmine Marsh、Diana Talyanina、Sofia Hericson，以及 John Murray 團隊在本書和出版過程中的貢獻。

感謝古往今來所有作家、傳記家、歷史學家、podcast 主持人、研究員、神經科學家，以及夜學專家，他們的成果為本書提供了豐富的見解，更在我漫長的不眠夜裡常伴左右。特別感謝 podcast 主持人 Vanessa Lowe（Nocturne）、Katherine May（How

We Live Now）、Matt Walker（The Matt Walker Podcast）以及 Vicky Derksen（Night Sky Tourist）。

感謝作者聯盟基金和聖布里奇教堂；感謝朱娜・巴恩斯文學遺產的共同執行人允許我引用朱娜・巴恩斯的《夜林》；感謝 Faber & Faber 允許我引用希薇亞・普拉斯的〈動物園管理員的妻子〉；感謝 Erlend Clouston 及娜恩・雪柏德文學遺產允許我引用娜恩・雪柏德的《山之生：一段終生與山學習的生命旅程》；感謝 Pushkin Press 和 Ullstein Buchverlage GmbH 允許我引用克麗絲汀安・里特的《一個女人，在北極》（© 2010 Ullstein Buchverlage GmbH，柏林。英文翻譯 © Jane Degras，一九五四年，Jane Degras。Pushkin Press，二〇一九年初版）；感謝《巴黎評論》允許我引用一九九三年秋季號第一百二十八期童妮・摩里森訪談（《小說的藝術 128：童妮・摩里森》，《巴黎評論》。版權所有 © 1993，《巴黎評論》，Wylie Agency（英國）有限公司授權使用。）

感謝我的父親，他的詩篇貫穿全書。如果你看見某一段喜歡的句子，很可能是我從他的作品中借用的。

一如既往，我對諸多圖書館及館員的服務與庇護心存感激，特別是大英圖書館、衛爾康圖書館、格萊斯頓圖書館、雪梨市立圖書館及倫敦圖書館。最後，感謝默默忍受我多時的家人：馬修、伊莫珍、布里歐妮、莎絲琪亞和雨果。他們從未抱怨我的夜間漫遊或奇怪的作息：再三感謝你們。

# 注釋

## 序言

1.「傍晚的時光也給予我們黑暗與燈光帶來的無拘無束，我們不再是原來的自己。」維吉尼亞・吳爾芙。'Street Haunting', in The Death of the Moth and Other Essays（Mariner Books, 1974）.

2. Zhang Bin and Wing Yun-Kwok, 'Sex Differences in Insomnia: A Meta -Analysis', *Sleep*, vol.29, issue 1（January 2006）, 85–93, https://doi.org/ 10.1093/sleep/29.1.85

3. Mats Fredrikson, Peter Annas, Håkan Fischer, et al.,'Gender and Age Differences in the Prevalence of Specific Fears and Phobias', *Behaviour Research and Therapy*, vol. 34, issue 1（January 1996）, 33–9, https://doi.org/10.1016/0005-7967（95）00048-3

4. Seán T. Anderson, Hu Meng, Thomas G. Brooks, et al.,'Sexual Dimorphism in the Response to Chronic Circadian Misalignment', *Science Translational Medicine*, vol. 15, issue 696（17 May 2023）. 我從與劍橋大學紐納姆學院 Tim Hearn 博士的電郵擴充而來。他正在研究女性

（似乎）有更強健的生理時鐘，並推測這會隨著時間演變提供「進化優勢」，讓女性更能夠「應付養育孩子的體力需求」。從基因上來說，女性可能更能適應夜間睡眠中斷，比較不會因為任職輪班工作而罹患代謝疾病。研究仍在繼續中。

## 1. 夜間自我

1. Marike Lancel, Margaret Stroebe and Maarten Eisma, 'Sleep Disturbances in Bereavement: A Systematic Review', *Sleep Medicine Reviews*, vol. 53（October 2020）, https://doi.org/10.1016/j.smrv.2020.101331
2. 同上出處。see also C. F. Reynolds, C. C. Hoch, D. J. Buysse, et al.,'Electroencephalographic Sleep in Spousal Bereavement and Bereavement -Related Depression of Late Life', *Biological Psychiatry*, vol.31, issue 1（1 January 1992）, 69–82, https://www.sciencedirect.com/science/article/abs/pii/000632239290007M

## 2. 不服從的

1. Andrew S. Tubbs, Fabian-Xosé Fernandez, Michael A. Grandner, et al.,'The Mind after Midnight: Nocturnal Wakefulness, Behavioral Dysregulation, and Psychopathology', *Frontiers in Network Physiology*（3 March 2022）, https://www.frontiersin.org/articles/10.3389/

fnetp.2021.830338/full. 這份研究中的「失調」行為大多涉及用藥、謀殺、強姦、自殺、自殘和飲食。我假設性地推斷並延伸到思維方式。

2. 同上出處。

3. 所有引用均來自蘿拉．切瑞塔。*Collected Letters of a Renaissance Feminist*, ed. Diana Robin（University of Chicago Press, 1997）.

4. Daniel G. Amen, Manuel Trujillo, David Keator, et al.,'Gender-Based Cerebral Perfusion Differences in 46,034 Functional Neuroimaging Scans', *Journal of Alzheimer's Disease*, vol. 60, issue 2（18 September 2017）, 605–14, https://content.iospress.com/articles/journal-of-alzheimers- disease/jad170432. 研究人員還發現，女性前額葉皮質的血流量較大，並推測這可能與女性罹患憂鬱症、焦慮症、飲食失調及阿茲海默症風險較高有關。

5. Cereta, *Collected Letters*.

6. Michael L. Perlis, Michael A. Grandner, Gregory K. Brown, et al.,'Nocturnal Wakefulness as a Previously Unrecognized Risk Factor for Suicide', *Journal of Clinical Psychiatry*（June 2016）, 726–33, doi:10.4088/ JCP.15m10131

7. Andrew S. Tubbs, Fabian-Xosé Fernandez, Michael Perlis, et al.,'Suicidal Ideation is Associated with Nighttime Wakefulness in a Community Sample', *Sleep*, vol. 44, issue 1（January 2021）, doi:10.1093/sleep/zsaa128

8. 或如同人們所說「認知和情緒調節的變化」。同上出處。
9. 有些激素會隨光線和黑暗交替而上升或下降，而且也具有神經傳遞物質的功能，幫助神經元之間的交流。為了簡便起見，我統稱它們為激素。
10. Anneke Graf, '24 Hours in the Life of a Hormone: What Time Is the Right Time for a Pituitary Function Test?', *Endocrinologist*, vol. 134（Winter 2019）, https://www.endocrinology.org/endocrinologist/134-winter19/features/24-hours-in-the-life-of-a-hormone-what-time-is-the-right-time-for-a-pituitary-function-test/ 其他在夜間或黑暗中達到高峰的激素包括生長激素之催乳激素，在女性身上則是雌二醇。這是極為複雜的主題，需要更多研究。
11. Andrew Huberman, 'The Science of Vision, Eye Health & Seeing Better', *Huberman Lab Podcast* #24（June 2021）.
12. Yonghua Wu, Haifeng Wang and Elizabeth A. Hadley, 'Invasion of Ancestral Mammals into Dim-light Environments Inferred from Adaptive Evolution of the Phototransduction Genes', *Scientific Reports*, vol. 72（2017）, https://doi.org/10.1038/srep46542
13. 關於助眠產品市場的報告，Precedence Research, July 2022, https://www.precedenceresearch.com/sleep-aids-market 睡眠產業的產值到二〇三〇年預估將達到一千兩百五十億美元。
14. 所有引言來自 Cereta, *Collected Letters*.

## 3. 富想像力的

1. Alex Dueben, 'The Looming Dark: An Interview with Linda Pastan', Paris Review, 6 January 2016.
2. Anna Steidle and Lioba Werth, 'Freedom from Constraints: Darkness and Dim Illumination Promote Creativity', *Journal of Environmental Psychology*, vol. 35（2013）, 67–80, https://doi.org/10.1016/j.jenvp.2013.05.003
3. Greg Johnson, 'On the Edge of an Abyss: The Writer as Insomniac', Virginia Quarterly Review, vol. 66, issue 4（Autumn 1990）, 643–55, http://www.jstor.org/stable/26437923
4. Stephan A. Schwartz, 'Consciousness, Creativity, Innovation, and Survival', Explore, vol.18, issue 2（March–April 2022）, 136–9, https://doi.org/10.1016/j.explore.2021.12.011
5. K. M. Heilman, 'Possible Brain Mechanisms of Creativity', Archives of Clinical Neuropsychology, vol. 31, issue 4（June 2016）, 285–96, doi:10.1093/arclin/acw009
6. 例如 J. A. Easterbrook, 'The Effect of Emotion on Cue Utilization and the Organization of Behavior', *Psychological Review,* vol. 66（1959）, 180–201, https://pubmed.ncbi.nlm.nih.gov/13658305
7. 更多有關多巴胺和創意的資訊，請參考 Daniel Z. Lieberman and Michael E. Long, *The Molecule of More*（BenBella Books, 2018）, 或是 Darya L. Zabelina, Lorenza Colazto, Mark

Beeman, et al.,'Dopamine and the Creative Mind: Individual Differences in Creativity Are Predicted by Interactions between Dopamine Genes DAT and COMT', PLoS One（19 January 2016）, https://journals.plos.org/plosone/article?id=10.1371/ journal.pone.0146768 在後來的文章裡，神經科學家的結論是：「創意仰賴於多巴胺。」

8. 引述自 Matthew Parris, *Fracture: Stories of How Great Lives Take Root in Trauma*（Profile, 2020）, p. 259.
9. 與作者的訪談，2022 年 9 月 14 日。
10. 所有的引言出自 Katherine Mansfield, *Journal of Katherine Mansfield,* ed. John Middleton Murray（Persephone, 2006）.
11. Polly W. Wiessner, 'Embers of Society: Firelight Talk among the Ju/'hoansiBushmen', *Proceedings of the National Academy of Sciences,* vol. 111（22 September 2014）, doi:10.1073/pnas.1404212111
12. 「我發現白天和夜晚的對話有很大的差異，不只資訊傳遞方式不同，使用想像力來思考的方式也不同。」韋斯納說，出自 'Firelight Talk of the Kalahari Bushmen', Unews Archive, 22 September 2014, https://archive.unews.utah.edu/news_ releases/firelight-talk-of-the-kalahari-bushmen
13. Janet Flanner, *Paris Was Yesterday*（Virago, 2011）, p. xxxii.

14. Judith Thurman, *Secrets of the Flesh: A Life of Colette*（Bloomsbury, 1999）, p. 308.
15. 更多關於麗塔・多夫的夜間寫作，請參見 William Walsh, 'The World Has to Fall Away: An Interview with Rita Dove', *Georgia Review*（Spring 2016）, https://thegeorgiareview.com/posts/the-world-has-to-fall-away- an-interview-with-rita-dove/
16. L. Pizzichini, *The Blue Hour: A Portrait of Jean Rhys*（Bloomsbury, 2009）, p. 287.
17. 與作者的訪談，二〇二二年十月十九日。

## 4. 樂於接受的

1. Selina Hastings, *Rosamond Lehmann: A Life*（Vintage, 2002）, pp. 344-345.
2. Roche, *Lives of the Saints*（Bruce Publishing Company, 1934）.
3. 禮儀時辰包括夜禱（或守夜），凌晨12點；晨曦禱，凌晨3點；第一時辰禱，早上6點；第三時辰禱，早上9點；第六時辰禱，中午12點；第九時辰禱，下午3點；晚禱，下午6點；睡前禱，晚上9點。
4. S. Handley, *Sleep in Early Modern England*（Yale University Press, 2016）, p. 147.
5. A. Roger Ekirch, 'The Modernization of Western Sleep: Or, Does Insomnia Have a History?', *Past G Present*, vol. 226, issue 1（February 2015）, 149–92, https://www.jstor.org/stable/24545188 艾基爾奇引用尼日蒂夫族（Tiv）、南美洲烏瓦族（Woolwa）以

及僧伽羅人的實驗觀察，但二〇一七年的一份報告，宣稱馬達加斯加的馬達加斯加人，目前依然分成兩個階段來睡覺。參見 David R. Samson, Melissa B. Manus, Andrew D. Krystal, et al.,'Segmented Sleep in a Nonelectric, Small-Scale Agricultural Society in Madagascar', *American Journal of Human Biology,* vol. 29（8 July 2017）, doi:10.1002/ajhb.22979

6. Isabelle Arnulf, Agnès Brion, Michel Pottier, et al.,'Ring the Bell for Matins: Circadian Adaptation to Split Sleep by Cloistered Monks and Nuns', *Chronobiology International,* vol. 28, issue 10（December 2011）, 930–41, doi:10.3109/07420528.2011.624436
7. Christopher Timmermann, Leor Roseman, Michael Schartner, et al.,'Neural Correlates of the DMT Experience Assessed with Multivariate EEG', *Science Reports,* vol. 9（2019）, https://doi.org/10.1038/s41598-019- 51974-4
8. Javier-Hidalgo Jiménez and José Carlos Bouso, 'Significance of Mammalian N, N-Dimethyltryptamine（DMT）: A 60-Year-Old Debate', *Journal of Psychopharmacology,* vol. 36, issue 8（2022）, 905–19, doi:10.1177/02698811221104054
9. Bryony Sheaves, Paul E. Bebbington, Guy M. Goodwin, et al.,'Insomnia and Hallucinations in the General Population: Findings from the 2000 and 2007 British Psychiatric Morbidity Surveys', *Psychiatry Research,* vol. 241（30 July 2016）, 141–6, doi:10.1016/

j.psychres.2016.03.055

## 5. 憤怒的

1. Louise Bourgeois archive, Easton Foundation, New York: LB-0188, loose sheet, C. 1965.
2. 根據布爾喬亞的傳記作者羅伯特・史托爾（Robert Storr）的描述，她「徹夜未眠，黎明時卻累垮的雙極性失眠模式」一直持續到生命的盡頭。R. Storr, *Intimate Geometries The Life and Work of Louise Bourgeois*（Monacelli Press, 2014）.
3. Fabon Dzogang, Stafford Lightman and Nello Cristianini, 'Circadian Mood Variations in Twitter Content', *Brain and Neuroscience Advances*（January 2017）, doi:10.1177/2398212817744501. 也可參見'Diurnal and Seasonal Mood Vary with Work, Sleep, and Daylength across Diverse Cultures, *Science,* vol. 333, issue 6051（30 September 2011）, 1878–81, 以及 Vasileios Lampos, Thomas Lansdall-Welfare, Ricardo Araya, et al., 'Analysing Mood Patterns in the United Kingdom through Twitter Content'（2013）, Cornell University, https://arxiv.org/abs/1304.5507
4. William D. Todd, Henning Fenselau, Joshua L. Wang, et al.,'A Hypothalamic Circuit for the Circadian Control of Aggression', *Nature Neuroscience,* vol. 21（2018）, 717–24, https://doi.org/10.1038/s41593-018-0126-0

5. 例如可參見 University of California, San Francisco, 'Comparison of Anger Expression In Men And Women Reveals Surprising Differences', *ScienceDaily,* 31 January 2000, https://www.sciencedaily.com/releases/2000/01/000131075609.htm 以及 Kateri McRae, Kevin N. Ochsner, Iris B. Mauss, et al.,'Gender Differences in Emotion Regulation: An fMRI Study of Cognitive Reappraisal', *Group Processes and Intergroup Relations,* vol.11, issue 2（April 2008）, 143–62, doi:10.1177/1368430207088035 順道一提，暴力犯罪（從謀殺到強姦）常在夜晚達到高峰，不過這是因為晚上人們沒有身在工作崗位所導致，還是由於酗酒和藥物濫用所致，尚不明確。
6. Storr, *Intimate Geometries*, p. 31.
7. Ulf Küster, *Louise Bourgeois*（Hatje Cantz, 2012）.
8. Jonathan Jones, 'The Night Stuff', *Guardian,* 9 January 2001, https://www.theguardian.com/culture/2001/jan/09/artsfeatures1
9. Tubbs, Fernandez, Grandner, et al.,'Mind after Midnight', 此研究基於 T. A. Bedrosian and R. J. Nelson, 'Timing of Light Exposure Affects Mood and Brain Circuits', Translational Psychiatry, vol. 7（31 January 2017）, doi:10.1038/tp.2016.262
10. Jing Xu Alison and Aparna A. Labroo, 'Incandescent Affect: Turning on the Hot Emotional System with Bright Light', *Journal of Consumer Psychology*, vol. 24, issue 2（April 2014）,

207–16, https://doi.org/10.1016/ j.jcps.2013.12.007

11. 例如參見 Jessica Salerno and Liana Peter-Hagene, 'One Angry Woman: Anger Expression Increases Influence for Men, but Decreases Influence for Women, during Group Deliberation', *Law and Human Behavior*, vol. 39, issue 6（August 2015）, 581–92, doi:10.1037/lhb0000147

12. Zahid Saghir, Javeria N. Syeda, Adnan S. Muhammad, et al.,'The Amygdala, Sleep Debt, Sleep Deprivation, and the Emotion of Anger: A Possible Connection?', Cureus, vol. 10, issue 7（July 2018）, doi:10.7759/ cureus.2912

## 6. 反芻思維

1. Francine du Plessix Gray, *Simone Weil*（Weidenfeld & Nicolson, 2001）, p. 198.

2. 引用自 Heather Clark, *Red Comet: The Short Life and Blazing Art of Sylvia Plath*（Jonathan Cape, 2020）, p. 686.

3. Sylvia Plath, *The Journals of Sylvia Plath 1950–1962,* ed. Karen V. Kukil（Faber & Faber, 2014）, p. 646.

4. Michele L. Okun, Roberta A. Mancuso, Calvin J. Hobel, et al.,'Poor Sleep Quality Increases Symptoms of Depression and Anxiety in Postpartum Women', *Journal of Behavioral Medicine,*

vol. 41（20 July 2018）, 703–10, doi:10.1007/s10865-018-9950-7

5. Clark, Red Comet, p. 752.
6. 所有關於睡眠、失眠和疲勞的參考資料均取自 Plath, *Journals*, ed. Kukil.
7. Juliet Nicolson, *Frostquake: The Frozen Winter of 1962 and How Britain Emerged a Different Country*（Chatto & Windus, 2021）, p. 144.
8. SP to Olive Prouty, quoted in Clark, *Red Comet,* p. 859.
9. SP to Michael Carey, 4 February 1963, in Sylvia Plath, *The Letters of Sylvia Plath, Volume II: 1956–1963*, ed. Peter R. Steinberg and Karen V. Kukil（Faber & Faber, 2018）, p. 966.
10. 所有關於希薇亞・普拉斯的引述，均來自以下著作：*Journals of Sylvia Plath,* ed. Kukil; *Letters of Sylvia Plath, Volume II,* ed. Steinberg and Kukil; *Letters Home,* ed. Aurelia Plath（Faber & Faber, 1975）; and *The Collected Poems of Sylvia Plath,* ed. Ted Hughes（Faber & Faber, 1981）.
11. Michael L. Perlis, Michael A. Grandner, Gregory K. Brown, et al.,'Nocturnal Wakefulness as a Previously Unrecognized Risk Factor for Suicide', *Journal of Clinical Psychiatry*（June 2016）, 726–33, doi:10.4088/ JCP.15m10131
12. 憂鬱症患者大腦顯示較多的額葉皮質 $\theta$ 和 $\delta$ 波，較少 $\beta$ 和 $\gamma$ 波。 Michael L. Perlis, Michael A. Grandner, Subhajit Chakravorty, et al • 'Suicide and Sleep: Is It a Bad Thing to

Be Awake When Reason Sleeps?', *Sleep Medicine Reviews*, vol. 29（October 2016）, 101–7, doi:10.1016/j.smrv.2015.10.003
13. Sylvia Frey, Angelina Birchler-Pedross, Marcel Hofstetter, et al.,'Young Women with Major Depression Live on Higher Homeostatic Sleep Pressure Than Healthy Controls', *Chronobiology International,* vol. 29, issue 3（April 2012）, 278–94, doi:10.3109/07420528.2012.656163
14. Nicolson, Frostquake, p. 246.

## 7. 隱匿的

1. 所有關於韋伯的引言，均摘自她的散文和詩歌，Mary Webb, *The Collected Works of Mary Webb*（Jonathan Cape, 1928）.
2. 所有引言出自 *Joan Mitchell*, ed. Sarah Roberts and Katy Siegel（San Francisco Museum of Modern Art and Yale University Press, 2020）.
3. P. Albers, *Joan Mitchell: Lady Painter*（Knopf, 2011）, p. 14.
4. Krisztina Kopcsó and András Láng, 'Korai maladaptív sémák és kötődési minőség összefüggései a sötéttől való félelemmel' ['Relationship between Early Maladaptive Schemas, Attachment Quality and Fear of Darkness'], Orvosi Hetilap, vol. 155, issue 49（7 December 2014）, 1967–72, doi:10.1556/OH.2014.30045「『對夜晚恐懼』的研究顯示，從八歲起

會出現顯著的性別差異，女性對黑暗的恐懼感較高。」另一項研究得出相同的結論：「女性比男性更頻繁且更強烈感受到對黑暗的恐懼。」

5. M. F. K. Fisher, *Stay Me, Oh Comfort Me: Journals and Stories 1933–1941*（Pantheon, 1993）, p. 322.
6. Joan Didion, *The Year of Magical Thinking*（Harper Collins, 2006）.《奇想之年》，繁中版由遠流出版，二〇〇七年。
7. 引自 Kashmira Gander, 'Why Are We Afraid of the Dark?', *Independent,* 22 February 2016, https://www.independent.co.uk/life-style/health-and-families/features/why-are-we-afraid-of-the-dark-a6889086.html
8. 與研究員尚恩・凱恩的電郵往來，二〇二二年九月二十九日。
9. Yadan Li, Wenjuan Ma, Lei Qiao, et al.,'Night or Darkness, Which Intensifies the Feeling of Fear?', *International Journal of Psychophysiology*, vol. 97, issue 1（July 2015）, 46–57, doi:10.1016/j.ijpsycho.2015.04.021

## 8. 好奇的

1. Manuel Fernández-Alcántara, Juan Verdejo-Román, Francisco Cruz- Quintana, et al.,'Increased Amygdala Activations during the Emotional Experience of Death-Related Pictures in

Complicated Grief: An fMRI Study', *Journal of Clinical Medicine*, vol. 9, issue 3（20 March 2020）, doi:10.3390/jcm9030851

2. Gerardo Aldana, *Calculating Brilliance: An Intellectual History of Mayan Astronomy at Chich'en Itza*（University of Arizona Press, 2022）. Aldana 提出有力的證據，證明一位傑出的女性馬雅天文學家的存在。
3. 庫尼茨的著作《幸福的烏拉尼亞》（*Urania Propitia*）以精緻手法編修了約翰尼斯・克卜勒（Johannes Kepler）的行星表，由她本人於一六五〇年出版。
4. 引言出自 Renee Bergland, *Maria Mitchell and the Sexing of Science*（Beacon Press, 2008）, p. 53.
5. 米切爾在圓頂睡了十年的折疊床之後，當局終於在天文台的煤窖為她增設了一間小臥室。
6. *Cecilia Payne-Gaposchkin: An Autobiography and Other Recollections*, ed. Katherine Haramundanis（Cambridge University Press, 1996）.
7. Jacqueline and Simon Mitten, *Vera Rubin: A Life*（Harvard University Press, 2021）, p. 16.
8. 與 Alan Lightman 的訪談，一九八九年，https://www.space.com/vera-rubin.html
9. Mitten and Mitten, Vera Rubin, p. 148.
10. 同上出處。p. 147.

11. Bergland, *Maria Mitchell*, pp. 38–9.
12. 艾蜜莉・狄金生寫給 Thomas Wentworth Higginson 的信，一八六二年四月二十六日，https://www.theatlantic.com/magazine/archive/1891/10/emily-dickinsons-letters/306524/
13. 艾蜜莉・狄金生的詩句引自以下資料：*Emily Dickinson: The Complete Poems*（Faber & Faber, 2016）or Emily Dickinson, *The Single Hound: Poems of a Lifetime*（Little, Brown, 1914）.

## 9. 躁動的

1. R. L. Stevenson, *Travels with a Donkey in the Cevennes*（Chatto & Windus, 1908）. 所有引句出自〈A Night Among the Pines〉章節。.
2. 更多的男性「漫遊」請參見 Morris Marples, *Shanks's Pony: A Study of Walking*（Country Book Club, 1960）以及 Miles Jebb, *Walkers*（Constable, 1986）.
3. Stephen Graham, *The Gentle Art of Tramping*（Holden & Co, 1927）.
4. Patrick Leigh Fermor, *A Time of Gifts: On Foot to Constantinople: From the Hook of Holland to the Middle Danube*（John Murray, 1977）.《時光的禮物：從荷蘭角港到多瑙河中游的青春浪遊》，繁中版由馬可孛羅出版，二〇一七年。
5. Michael Holroyd, *Augustus John: The New Biography*（Vintage, 1997）, p. 185.

6. *Peace Pilgrim: Her Life and Works in Her Own Words*（Ocean Tree, 1994）, p. 46.
7. Vicki Goldberg, *Margaret Bourke-White: A Biography*（William Heinemann, 1987）.
8. Etel Adnan, Journey to Mount Tamalpais（Litmus Press, 2021）.也參見 Adnan's *Night*（Nightboat Books, 2016）.
9. Katharine Trevelyan, *Fool in Love*（Victor Gollancz, 1962）.
10. 所有引言出自 Clara Vyvyan, *Roots and Stars*（Country Book Club, 1963）, pp. 56–65.
11. M. Edith Durham, *High Albania*（Edward Arnold, 1909）, pp. 234–35.
12. Tatiana de Rosnay, *Manderley Forever: The Life of Daphne du Maurier*（St Martin's Press, 2017）, p. 231.
13. 同上出處。, p. 236.
14. Margaret Forster, *Daphne du Maurier*（Chatto & Windus, 1993）, p. 301.
15. De Rosnay, *Manderley Forever*, p. 238.
16. Krisztina Kopcsó and András Láng, 'Uncontrolled Thoughts in the Dark? Effects of Lighting Conditions and Fear of the Dark on Thinking Processes', *Imagination, Cognition and Personality*, vol. 39, issue 1（2019）, 97–108, doi:10.1177/0276236618816035
17. Anna Steidle and Lioba Werth, 'In the Spotlight: Brightness Increases Self-Awareness and Reflective Self-Regulation, *Journal of Environmental Psychology*, vol.39（September 2014）,

40–50, https://www.sciencedirect.com/science/article/pii/S0272494413000972

18. De Rosnay, *Manderley Forever*, p. 237.

19. Nan Shepherd, *The Living Mountain*（Canongate, 2019）, p. 90.《山之生：一段終生與山學習的生命旅程》，繁中版由新經典文化出版，二〇一九年。

20. Chenjing Wu, Fuqun Liang, Xiaoling Liang, et al.,'Spacious Environments Make Us Tolerant – The Role of Emotion and Metaphor', *International Journal of Environmental Research and Public Health,* vol.18（7 October 2021）, doi:10.3390/ijerph181910530

21. Joan Meyers-Levy and Juliet Zhu, 'The Influence of Ceiling Height', Journal of Consumer Research, vol. 34（August 2007）, https://assets.csom. umn.edu/assets/71190.pdf

22. Gaston Bachelard, *The Poetics of Space*（Penguin, 2014）, p. 222.《空間詩學》，繁中版由張老師文化出版，二〇〇三年。

23. Michael Craig, Michaela Dewar, Matthew A. Harris, et al.,'Wakeful Rest Promotes the Integration of Spatial Memories Into Accurate Cognitive Maps, *Hippocampus,* vol. 26（February 2016）, https://pubmed.ncbi.nlm. nih.gov/26235141

24. S. Y. Wang, et al.,' “Sleep-Dependent” Memory Consolidation? Brief Periods of Post-Training Rest and Sleep Provide an Equivalent Benefit for Both Declarative and Procedural Memory', *Learning G Memory,* vol. 28, issue 6（19 May 2021）, 195–203, doi:10.1101/

lm.053330.120

## 10. 多變的

1. 例如參見 Meredith Mendelsohn, 'The Emotionally Charged Paintings Lee Krasner Created after Pollock's Death', Artsy, 13 November 2017, https://www.artsy.net/article/artsy-editorial-emotionally-charged- paintings-lee-krasner-created-pollocks-death
2. D. Anfam, *Lee Krasner: The Umber Paintings* 1959–1962（Paul Kasmin Gallery, 2018），佩斯畫廊二〇一七年展覽目錄。
3. 克拉斯納與 Richard Howard 對話，同上出處。
4. 同上出處。
5. 同上出處。
6. 克拉斯納與 Barbara Novak 訪談，一九七九年十月，重印版及同上出處。
7. Anfam, *Lee Krasner*.
8. Alanna Dorsey, Luis de Lecea and Kimberly J. Jennings, 'Neurobiological and Hormonal Mechanisms Regulating Women's Sleep', *Frontiers in Neuroscience,* vol. 14（2021）, doi:10.3389/fnins.2020.625397
9. Cindy Nemser, 'A Conversation with Lee Krasner', *Arts Magazine,* April 1973, p. 47.

## 11. 勇敢的

1. Mirande Candito, Dominique Pringuey, Yves Jacomet, et al.,'Circadian Rhythm in Plasma Noradrenaline of Healthy Sleep-Deprived Subjects', *Chronobiology International*, vol. 9, issue 6（1992）, 444–7, doi:10.3109/07420529209064557.

2. Matthew Nayor, Ravi V. Shah, Patricia E. Miller, et al.,'Metabolic Architecture of Acute Exercise Response in Middle-Aged Adults in the Community', *Circulation,* vol. 142, issue 20（17 November 2020）, doi:10.1161/CIRCULATIONAHA.120.050281

3. Caroline Williams, *Move: The New Science of Body over Mind*（Profile, 2021）, p. 27.《愈動愈成功：新科學人雜誌實證，身體動起來是最有效的轉念法，既能調節情緒、降低發炎，更能提振自信，翻轉人生的新科學》，繁中版由采實文化出版，二〇二二年。

4. 作者訪談，二〇二二年四月二十五日。

5. 參見 S. Greenough, *My Faraway One: Selected Letters of Georgia O'Keeffe and Alfred Steiglitz,* Vol. 1（Yale Uni Press, 2011）.

6. Annabel Abbs, *Windswept: Why Women Walk*（Two Roads, 2021）, pp. 213–62.

7. Richard Wrangham, *Catching Fire: How Cooking Made Us Human*（Profile, 2010）.

8. 引述自 Martine Reid, *George Sand*（Pennsylvania State University Press, 2018）, p. 10.

9. 所有引句出自同上出處。, pp. 41–7.

10. Amy Liptrot, *The Outrun*（Canongate, 2016）.《逃離之地：我在奧克尼群島的戒癮日記》，繁中版由木馬文化出版，二〇一七年。
11. George Sand, *A Winter in Mallorca*（Classic Collection Carolina, 1942）, pp. 270–4.
12. Dmitri J. Bayle, Marie-Ann Henaff and Pierre Krolak-Salmon, 'Unconsciously Perceived Fear in Peripheral Vision Alerts the Limbic System: A MEG Study', *PLoS One*（9 December 2009）, doi:10.1371/jour-nal.pone.0008207
13. Charles Dickens, 'Shy Neighbourhoods', published in *The Uncommercial Traveller*（London, 1860）.

## 12. 狂野的

1. Peter Wohlleben, *Walks in the Wild*（Rider, 2019）, p. 205.
2. 所有引句出自 Paula Blanchard, *The Life of Emily Carr*（University of Washington Press, 1987）.
3. Sepiedeh Keshavarzi, Edward F. Bracey, Richard A. Faville, et al.,'Multisensory Coding of Angular Head Velocity in the Retrosplenial Cortex', *Neuron*, vol.110, issue 3（2 February 2022）, 532–49, https://doi.org/10.1016/j.neuron.2021.10.031
4. Mary Webb, 'Laughter' and 'The Spring of Joy', in Mary Webb, *The Collected Works of Mary*

*Webb*（Jonathan Cape, 1928）.

5. Anne Finch, 'A Nocturnal Reverie', c. 1690.
6. Dorothy Wordsworth, *The Journals of Dorothy Wordsworth: The Alfoxden Journal*, 1798, *the Grasmere Journals, 1800–03,* ed. Mary Moorman（Oxford University Press, 1971）.
7. Nan Shepherd, 'On Noises in the Night', in *Wild Geese: A Collection of Nan Shepherd's Writing,* ed. Charlotte Peacock（Galileo, 2018）.
8. Vyvyan, *Roots and Stars,* p. 113. 薇薇安稱為「苔蘚浴」，並稱之「人生中最美好的時刻」。

## 13. 著迷的

1. 二〇〇八年研究發現，毛毛蟲在學到不喜歡去光水的氣味後，即使蛹化並變成飛蛾，仍保留對該氣味的嫌惡。Douglas J. Blakiston, Elena Silva Casey and Martha R. Weiss, 'Retention of Memory through Metamorphosis: Can a Moth Remember What It Learned as a Caterpillar?', *PLOS One*（5 March 2008）, https://doi.org/10.1371/journal.pone.0001736
2. 這個部分所有引句出自史特拉頓—波特的指南回憶錄，*Moths of the Limberlost*（Hodder & Stoughton, 1912）, pp. 96–7, 194–5, 248.
3. Eavan Boland, 'A Sparrow-Hawk in the Suburbs', from *Earth Songs,* ed. Peter Abbs（Green

Books & Resurgence, 2002）.

4. Eavan Boland, 'Moths' and 'This Moment', both from *Earth Songs,* ed. Abbs.

5. Richard E. Walton, Carl D. Sayer, Helen Bennion, et al.,'Nocturnal Pollinators Strongly Contribute to Pollen Transport of Wild Flowers in an Agricultural Landscape', Biology Letters, vol. 16, issue 5（May 2020）, http://doi.org/10.1098/rsbl.2019.0877

6. Myles H. M. Menz, Martina Scacco, Hans-Martin Bürki-Spycher, et al.,'Individual Tracking Reveals Long-Distance Flight-Path Control in a Nocturnally Migrating Moth', *Science,* vol. 377, issue 6607（11 August 2022）, 764–8, https://www.science.org/doi/abs/10.1126/science.abn1663

7. Charmian Clift, *Sneaky Little Revolutions: Selected Essays of Charmian Clift*（NewSouth Books, 2022）.

8. Helen Macdonald, 'The Numinous Ordinary', in *Vesper Flights*（Jonathan Cape, 2020） p. 248.《向晚的飛行》，繁中版由大塊文化出版，二〇二三年。

## 14. 魯莽的

1. *New York Herald Tribune* Book and Author Luncheon Speech, 1951, in Rachel Carson, *Lost Woods: The Discovered Writing of Rachel Carson*（Beacon Press, 1998）, pp. 80–1.

2. Katherine Harmon Courage, 'Greatest Migration on Earth Happens Under Darkness Every Day', *Scientific American,* 1 August 2022, https://www.scientificamerican.com /article/greatest-migration-on-earth-happens-under-darkness-every-day

## 15. 恐懼的

1. Nick Dunn, '"When Streets Become Supernatural"：The Joy of Walking in Cities at Night', *Guardian,* 18 November 2016, https://www.theguard- ian.com/cities/2016/nov/18/nocturnal-night-city-nick-dunn-streets- supernatural-joy-walking-cities 這篇文章引用了九名男性的資料，卻未提及任何女性。
2. 當代攝影師兼演員 Diana Silvers 的說法，摘錄自 Emily Sundberg, 'Diana Silvers Started Photography Because of a Crush', *The Cut,* 14 May 2018, https://www.thecut.com/2018/05/california-native-diana-silvers-shares-photos-of-ojai.html
3. Hans-Ulrich Obrist, 'Life Through Annie's Lens', *GQ,* 29 March 2012, https://www.gq-magazine.co.uk/article/annie-leibovitz-pilgrimage-interview#:~:text=I%20fell%20in%20love%20with,all%20night%20 in%20the%20darkroom
4. Woolf, 'Street Haunting', *Death of the Moth.*
5. Nin, diary entry, September 1939, *The Diary of Anaïs Nin 1934–1939,* ed. Gunther Stuhlmann

（Harcourt Brace, 1970）, p. 339.

6. Nin, diary entry, 23 July 1936, *Fire: From a Journal of Love: The Unexpurgated Diary of Anaïs Nin 1934–1937*（Harcourt Brace, 1995）, p. 266.
7. Vyvyan, *Roots and Stars.*
8. Plath, *Journals,* pp. 54–6.
9. Caitlin Myer, *Wiving: A Memoir of Loving Then Leaving the Patriarchy*（Arcade, 2020）.
10. 邁爾與 Vanessa Lowe 的訪談，「Forward Momentum」，11 Nocturne podcast，二〇一五年八月，以及邁爾與作者的訪談，二〇二二年十月十六日。
11. Dorothy Richardson, *The Tunnel*（1919）, volume 4 of her Pilgrimage series of novels, Project Gutenburg, https://www.gutenberg.org/ebooks/56447
12. Guofang Liu, Xiaoxiao Niu and Lin Lin, 'Gender Moderates the Effect of Darkness on Ethical Behaviors: An Explanation of Disinhibition', *Personality and Individual Differences,* vol. 130（August 2018）, 96–101, https://doi.org/10.1016/j.paid.2018.03.036
13. 國家統計局 'Perceptions of Personal Safety and Experiences of Harassment, Great Britain: 2 to 27 June 2021', 24 August 2021, https://www.ons.gov.uk/peoplepopulationandcommunity/crimeandjustice/bulletins/perceptionsofpersonalsafetyandexperiences ofharassmentgreatbritain/2to27june2021

14. Arup, Perceptions of Night-Time Safety Women and Girls Project, 'Lighting the Way for Women and Girls: A New Narrative for Lighting Design in Cities', https://www.arup.com/projects/perceptions-of-night-time-safety-women-and-girls

15. Fabio Falchi, Pierantonio Cinzano, Dan Duriscoe, et al.,'The New World Atlas of Artificial Night Sky Brightness', *Science Advances*, vol. 2, issue 6（10 June 2016）, https://www.science.org/doi/10.1126/sciadv.1600377

16. Asher Fergusson and Lyric Fergusson, 'A Study of the World's Most Dangerous Countries for Women Traveling Alone Reveals the Good, the Bad and the Ugly', Asher & Lyric, 15 July 2019, https://www.asherfergusson.com/solo-female-travel-safety 根據最近的一項調查，英國的相應比例是，百分之五十一的女性在夜間步行時感到安全。

17. Kate Ng, 'Half of Women Feel Unsafe Walking Alone After Dark, Says ONS', *Independent*, 24 August 2021, https://www.independent.co.uk/life-style/women/office-national-statistics-women-safety-b1907807. html

18. Philips News Center Singapore, 'Philips Global Sleep Study Finds Singaporeans' Sleep Woes Compounded by Pandemic, Yet More Turning to Telehealth for Help', 17 March 2021, https://www.philips.com.sg/a-w/about/news/archive/standard/news/press/2021/20211703-philips-global-sleep-study-finds-singaporeans-sleep-woes-compounded-by- pandemic-yet-more-

turning-to-telehealth-for-help.html

19. Ivy C. Mason, Daniela Grimaldi, Kathryn J. Reid, et al.,'Light Exposure During Sleep Impairs Cardiometabolic Function, *Proceedings of the National Academy of Sciences of the United States of America*, vol. 119, issue 12（14 March 2022）, https://www.pnas.org/doi/10.1073/pnas.2113290119

20. Ana Richelia Jara-Lazaro, Shyamala Thilagaratnam and Puay Hoon Tan, 'Breast Cancer in Singapore: Some Perspectives', *Breast Cancer*, vol. 17, issue 1（2010）, 23–8. doi:10.1007/s12282-009-0155-3

21. Kim Ho, 'Singaporeans' Greatest Fears Revealed', YouGov, 31 October 2019, https://sg.yougov.com/en-sg/news/2019/10/31/singaporeans-greatest- fears-revealed

22. Joshua Levos and Tammy Lowery Zacchilli, 'Nyctophobia: From Imagined to Realistic Fears of the Dark', *Psi Chi Journal of Psychological Research*, vol. 20, issue 2（Summer 2015）, https://www.psichi.org/page/202JNSum2015

## 16. 啟發的

1. 所有引句出自 C. Ritter, *A Woman in the Polar Night*（Pushkin Press, 2010）.《一個女人，在北極》，繁中版由創意市集出版，二〇一九年。

2. 參見例如 Pierpaolo Zivi, Luigi De Gennaro and Fabio Ferlazzo, 'Sleep in Isolated, Confined and Extreme（ICE）: A Review on the Different Factors Affecting Human Sleep in ICE', *Frontiers in Neuroscience,* vol. 14（11 August 2020）, https://pubmed.ncbi.nlm.nih.gov/32848590, or Børge Sovertsen, Oddgeir Friborg, Ståle Pallesen, et al.,'Sleep in the Land of the Midnight Sun and Polar Night: The Tromsø Study', *Chronobiology International,* vol. 38, issue 3（2021）, https://www.tandfon- line.com/doi/abs/10.1080/07420528.2020.1845191?journalCode=icbi20
3. Ritter, *Woman in the Polar Night,* p. 139.
4. Ashutosh Jnawali, Be'njamin T. Backus, Elizabeth M. Quinlan, et al.,'Physiological Effects of Ten Days of Total Darkness in Humans', *Investigative Ophthalmology G Visual Science,* vol. 58, issue 8（June 2017）.
5. Mónica M. C. González, 'Dim Light at Night and Constant Darkness: Two Frequently Used Lighting Conditions That Jeopardize the Health and Well-being of Laboratory Rodents', *Frontiers in Neurology,* vol. 9（2 August 2018）, https://doi.org/10.3389/fneur.2018.00609
6. 根據統計數據，挪威通常在最富有國家排名位居第六，而迦納在最貧窮國家的排名中，名列第五十。

7. Martin Plöderl, 'Suicide Risk over the Course of the Day, Week, and Life', *Psychiatric Danubina,* vol. 33, issue 3（Fall 2021）, doi:10.24869/ psyd.2021.438 。近期科學家發現，當光暗平衡轉變（秋季和春季），我們較容易感到絕望。根據安德魯・塔布斯的說法，「據推測，血清素濃度及／或受體的可用性，會隨著陽光變化而改變。有一種假設是，冬季血清素敏感性會增加，因為陽光減少，導致血清素下降。然後到了春季，陽光增加，刺激血清素上升，這時血清素敏感性尚未下降，導致血清素活性過剩。」（與作者的電郵內容，二〇二二年十月二十七日。）

## 17. 療癒的

1. Thomas A. Wehr, 'In Short Photoperiods, Human Sleep is Biphasic', *Journal of Sleep Research,* vol.1, issue 2（June 1992）, 103–7, https://doi.org/10.1111/j.1365-2869.1992.tb00019.x
2. Diane C. A. Barret, Gebhard F. X. Schertler, U. Benjamin Kaupp, et al.,'The Structure of the Native CNGA1/CNGB1 CNG Channel from Bovine Retinal Rods', *Nature Structural and Molecular Biology*, vol. 29（2022）, 32–9, doi:10.1038/s41594-021-00700-8
3. Rebecca Boyle, 'The End of Night', Aeon, 1 April 2014, https://aeon.co/essays/we-can-t-thrive-in-a-world-without-darkness
4. 更多資訊請見理查・藍翰的重要著作 *Catching Fire: How Cooking Made Us*

*Human*（Profile, 2010）.

5. Jiexiu Zhao, Ye Tian, Jinlei Nie, et al.,'Red Light and the Sleep Quality and Endurance Performance of Chinese Female Basketball Players', *Journal of Athletic Training,* vol. 47, issue 6（November–December 2012）, 673–8, doi:10.4085/1062–6050–47.6.08
6. David Robson, 'Rest Easier', New Scientist, vol. 256, issue 3406（1 October 2022）, 38–42, https://doi.org/10.1016/S0262-4079（22）01780-8

## 特別說明

1. Roger Wong and Margaret Anne Lovier, 'Sleep Disturbances and Dementia Risk in Older Adults', *American Journal of Preventive Medicine,* vol. 64, issue 6（June 2023）, 781–7, https://doi.org/10.1016/ j.amepre.2023.01.008 與 Wong 的通信中，他確認在他的研究中，夜間醒來的人患上失智症的可能性，比能睡上一整夜的人低了百分之四十，他推測這些人是利用這段時間來思考、閱讀和參與其他有助於大腦發展的活動，也有助於認知儲備。注意：這些人年齡都超過六十五歲，可能會在白天小睡或補眠。
2. 關於睡眠瑜伽和呼吸練習對身體休息和修復的強大影響力，請見以下文章：Seithikurippu R. Pandi-Perumal, David Warren Spence, Neena Srivastava, et al.,'The Origin and Clinical Relevance of Yoga Nidra', *Sleep and Vigilance,* vol. 6（2022）, 61–84, https://

pubmed.ncbi.nlm.nih.gov/ 35496325/; and Melis Yilmaz Balban, Eric Neri, Manuela M. Kogon, et al.,'Brief Structured Respiration Practices Enhance Mood and Reduce Physiological Arousal', Cell Reports Medicine, vol. 4, issue 1（17 January 2023）, https://pubmed.ncbi.nlm.nih.gov/36630953

國家圖書館出版品預行編目(CIP)資料

擁抱不眠夜 / 安娜貝爾 . 斯特里茲 (Annabel Streets) 著 ; 李佳純譯 . -- 初版 . -- 臺北市 : 遠流出版事業股份有限公司 , 2025.07
面； 公分
譯自 : Sleepless
ISBN 978-626-418-212-6( 平裝 )

1.CST: 睡眠 2.CST: 失眠症 3.CST: 女性心理學

415.9983 114006403

# 擁抱不眠夜

**Sleepless**

作　　者／安娜貝爾・斯特里茲（Annabel Streets）
譯　　者／李佳純
副總編輯／李嘉琪
封面設計／倪旻鋒
內文排版／陳佩君
特約企劃／林芳如

發行人／王榮文
出版發行／遠流出版事業股份有限公司
104005 台北市中山北路一段 11 號 13 樓
客服電話／(02)2571-0297　傳真／(02)2571-0197
郵撥／0189456-1
著作權顧問／蕭雄淋律師

2025 年 8 月 1 日　初版一刷
售價新台幣 450 元（缺頁或破損的書，請寄回更換）
ISBN　978-626-418-212-6


遠流博識網
http://www.ylib.com
e-mail:ylib@ylib.com

---